PFT 노트

폐기능 검사 포켓 가이드

역자 성형국 외

PFT Notes

Pulmonary Function Testing Pocket Guide

Gary C. White, Med, RRT, RPFT

영 문 출 판 사

■ 옮긴이(가나다 순)

김성호　신구대학 물리치료과 교수
심제명　김해대학 물리치료과 교수
이인학　대전보건대학 물리치료과 교수
정형국　안산대학교 물리치료과 교수
조현래　마산대학 물리치료과 교수

PFT Notes

Pulmonary Function Testing Pocket Guide

by Gary C. White, Med, RRT, RPFT

PFT 노트 폐기능 검사 포켓 가이드

2011년 9월 26일 초판인쇄
2011년 9월 30일 초판발행

지은이 : Gary C. White, Med, RRT, RPFT
옮긴이 : 정 형 국 외
발행인 : 박 병 조
발행처 : 도서출판 영문출판사
등　록 : 1987년 12월 21일 제2-419호
주　소 : 서울시 강남구 삼성동 69-1
전　화 : (02)514-5590, 776-5590
팩　스 : (02)756-8943
E-mail : yeongmunsa@empal.com
정　가 : 16,000 원
ISBN 978-89-7224-263-5 93510

• 파본은 교환해 드립니다.

역자 서문

최근 국내에서는 심혈관계 물리치료와 호흡계 물리치료가 활발히 연구되고, 많은 세미나들이 이루어지고 있다. 2014년도부터 국가고사 방향도 호흡계 물리치료의 중요성을 강조하고 있다. 이 교재는 호흡계 물리치료에 꼭 필요한 폐기능 검사를 다루는 교재이다. 본 교재는 호흡량을 측정하는 방법에서부터, 임상에서 사용되고 있는 최신 측정장비들도 설명하고 있다.

각종 폐기능 검사의 장점과 단점, 그리고 임상적 의미를 잘 설명하고 있어, 폐기능 검사를 처음 공부하는 학생들에게 매우 중요한 교재가 될 것으로 생각된다. 학생들이 본 교재에 쉽게 접근할 수 있도록 많은 도표와 그림, 순서도를 제공하여 학생의 흥미를 이끌고 있다.

학생이나 물리치료사들이 본 교재를 통해 호흡계물리치료에 쉽게 접근할 수 있길 바라고, 이 책이 출간되는데 힘을 써 주시고, 아낌없는 지원을 해 주신 영문출판사 박병조 사장님과 임직원에게 감사드린다.

2011년 9월 역자 대표

목차

문화적 다양성

특성	아프리카계 미국인	아랍계 미국인
눈 접촉	신뢰과 인사의 표현	여성은 남성이나 낯선 사람과 눈접촉을 피함.
신체 접촉	일반적으로 치료적 접촉을 수용한다. 신뢰가 먼저 이루어져야 한다.	일반적으로 같은 성별 경우는 허용되지만, 다른 성별의 경우는 허용되지 않음.
성별 역할의 차이	의사결정의 책임은 교육수준과 사회경제적 상태에 의해 결정됨.	대부분의 결정은 남성에 의해 이루어짐. 일상의 요구에 대한 관리는 여성에 의해 이루어짐.
종교와 영성	침례교와 다른 신교도. 무슬림	무슬림(대개 수니파), 신교도, 그리스정교도, 다른 기독교 종파
혈액/장기 기증	여호와증인일 경우는 수혈 거부. 혈액과 장기기증을 꺼려함.	신체 할례와 장기 기증이 거부시 된다. 지역사회에 도움이 된다면, 장기기증을 허용함.
식이요법과 영양	일반적으로 종교 믿음에 의해 금지되지 않으면 금기시 하지 않음(무슬림의 경우는 돼지고기를 먹지 않음).	대부분의 무슬림은 돼지고기를 먹지 않음. 아플 때, 차가운 음료를 피하거나, 뜨거운 음료/차가운 음료를 함께 마심.
사망/임종과 출생	장기기증을 꺼려함. 사망은 인종적, 종교적, 사회경제적 장벽을 초월하는 보편적인 경험.	초유가 유아에게 해롭다고 믿는다.
기타	침묵은 도우미에 대한 신뢰의 부족이라고 생각함.	도우미 역할을 하는 가족구성원에게 휴식이 필요할 것이다.

문화적 다양성 - 계속

특성	보스니안계 미국인	인디안계 미국인
눈 접촉	대화할 때 눈접촉을 한다. 정직과 솔직함	대화할 때 지속적으로 눈 접촉하는 것이 중요함
신체 접촉	악수를 허용한다. 엄격한 무슬림은 여성을 검사할 때 남성 간호사를 허용하지 않는다.	악수를 허용한다. 환자를 마주 대할 때 일정 거리를 유지한다.
성별 역할의 차이	전통적으로 가부장적 제도	종족에 따라 다르다.
종교와 영성	대다수는 무슬림이거나 기독교이다. 극소수는 유대교를 믿는다.	전통신앙이나 기독교
혈액/기관 기증	장기기증과 수혈을 받아들인다.	혈액과 장기기증은 일반적으로 이루어지지 않지만, 그에 대한 인식이 좋아지고 있다.
식이요법과 영양	무슬림은 돼지고기를 먹지 않는다. 술을 약물에 포함시키지 않는다. (무슬림은 술을 금기시 한다.)	제한은 종교/영적 믿음에 따라 다양하다.
사망/임종과 출생	출산할 때 많은 방문객을 허용한다. 화장이 허용되지 않는다.	완전한 가족의 참여가 일생 동안 이루어진다. 할례를 수용하지 않는다.
기타	영구적인 삶의 지지를 원하지 않는다. 대부분의 사람은 Medicaid를 받아들이는 것을 부끄럽게 생각한다.	노인들은 "native american" 보다는 "american indian"를 더 선호한다.

문화적 다양성 - 계속

특성	멕시칸계 미국인	러시안계 미국인
눈 접촉	권위적인 사람(건강관리제공자를 포함함)과 직접적인 눈접촉을 피한다.	직접적인 눈접촉은 OK를 의미한다. 머리의 끄덕임은 승인을 의미한다.
신체 접촉	악수를 제외한, 다른 신체접촉을 원하지 않는다.	친숙함이 성립되었을 때, 신체접촉을 허용한다.
성별 역할의 차이	모든 가족이 동등하게 의사결정에 참여한다.	일반적으로 남성과 여성 모두 동등한 의사결정을 가진다.
종교와 영성	대부분이 천주고를 믿는다.	유대교, 동방 정교회, 기독교를 주로 믿는다. 많은 사람들은 과거의 억압 때문에 신념을 보이지 않는다.
혈액/기관 기증	다양한 의견을 가지고 있고, 장기기증에 거부감을 갖는다.	몸이 신성하다는 믿음 때문에, 장기기증을 거부한다.
식이요법과 영양	천주교는 금요일과 사순절에 고기를 먹지 않는다.	냉수를 마시지 않는다.
사망/임종과 출생	출산시 강한 가족 지지가 이루어진다. 대부분의 사람은 사별시 큰 슬픔을 표현한다.	아버지는 출산시 참석하지 않지만, 매우 가까운 여성 가족구성원은 대개 참석한다.
기타	관리계획에 대한 침묵은 그것에 동의하지 않음을 나타낸다.	가능하다면, 언제든지 통역자를 이용할 수 있다.

무게, 온도, 길이 단위 전환

무게		온도		길이		
Lb	Kg	℉	℃	Cm	인치	피트와 인치
500	227.3	40	4.4	91.4	36	3'0"
475	215.9	41	5.0	94.0	37	3'1"
450	204.5	42	5.6	96.5	38	3'2"
425	193.2	43	6.1	99.1	39	3'3"
400	181.8	44	6.7	101.6	40	3'4"
390	177.3	45	7.2	104.1	41	3'5"
380	172.7	46	7.8	106.7	42	3'6"
370	168.2	47	8.3	109.2	43	3'7"
360	163.6	48	8.9	111.8	44	3'8"
350	159.1	49	9.4	114.3	45	3'9"
340	154.5	50	10.0	116.8	46	3'10"
330	150.0	51	10.6	119.4	47	3'11"
320	145.5	52	11.1	121.9	48	4'0"
310	140.9	53	11.7	124.5	49	4'1"
300	136.4	54	12.2	127.0	50	4'2"
290	131.8	55	12.8	129.5	51	4'3"
280	127.3	56	13.3	132.1	52	4'4"
270	122.7	57	13.9	134.6	53	4'5"
260	118.2	58	14.4	137.2	54	4'6"
250	113.6	59	15.0	139.7	55	4'7"
240	109.1	60	15.6	142.2	56	4'8"
230	104.5	61	16.1	144.8	57	4'9"
220	100.0	62	16.7	147.3	58	4'10"
210	95.5	63	17.2	149.9	59	4'11"

계속

무게		온도		길이		
Lb	Kg	°F	°C	Cm	인치	피트와 인치
200	90.9	64	17.8	152.4	60	5'0"
190	86.4	16	18.3	154.9	61	5'1"
180	81.8	66	18.9	157.5	62	5'2 "
170	77.3	67	19.4	160.0	63	5'3"
160	72.7	68	20.0	162.6	64	5'4"
150	68.2	69	20.6	165.1	65	5'5"
140	63.6	70	21.1	167.6	66	5'6"
130	59.1	71	21.7	170.2	67	5'7"
120	54.5	72	22.2	172.7	68	5'8"
110	50.0	73	22.8	175.3	69	5'9"
100	45.5	74	23.3	177.8	70	5'10"
90	40.9	75	23.9	180.3	71	5'11"
80	36.4	76	24.4	182.9	72	6'0"
70	31.8	77	25.0	185.4	73	6'1"
60	27.3	78	25.6	188.0	74	6'2"
50	22.7	79	26.1	190.5	75	6'3"
40	18.2	80	26.7	193.0	76	6'4"
30	13.6	81	27.2	195.6	77	6'5"
20	9.1	82	27.8	198.1	78	6'6"
		83	28.3	200.7	79	6'7"
		84	28.9	203.2	80	6'08"
		85	29.4	205.7	81	6'9"
		86	30.3	208.3	82	6'10"
		87	30.6	210.8	83	6'11"
		88	31.1	213.4	84	7'0"
		89	31.7	215.9	85	7'1"
		90	32.2	218.4	86	7'2"
		91	328	221.0	87	7'3"

계속

무게		온도		길이		
Lb	Kg	℉	℃	Cm	인치	피트와 인치
		92	33.3	223.5	88	7'4"
		93	33.9			
		94	34.4			
		95	3.5			
		96	35.6			
		97	36.1			
		98	36.7			
		99	37.2			
		100	37.8			
		101	38.3			
		102	38.9			
		103	39.4			
		104	40.0			
		105	40.6			
		106	41.1			
		107	41.7			
		108	42.2			
		109	42.8			
		110	43.3			

$$C^\circ = (F-32)\frac{5}{9} \qquad F^\circ = \left(\frac{9}{5}\times C^\circ\right)+32$$

$$Kg = Lbs \times 2.2 \qquad Lbs = \frac{Kg}{2.2}$$

$$cm = inches \times 2.54 \qquad inches = \frac{cm}{2.54}$$

압력 단위 전환

mm Hg	KPa	Inches Hg
640	8.536	25.20
642	8.5593	25.28
644	8.586	25.35
646	8.6126	25.43
648	8.6393	25.51
650	8.666	25.59
652	8.6926	25.67
654	8.7193	25.75
656	8.7459	25.83
658	8.7726	25.91
660	8.7993	25.98
662	8.8259	26.06
664	8.8526	26.14
666	8.8793	26.22
668	8.9059	26.30
670	8.9326	26.38
672	8.9593	26.46
674	8.9859	26.54
676	9.0126	26.61
678	9.0393	26.69
680	9.0659	26.77
682	9.0926	26.85
684	9.1193	26.93
686	9.1459	27.01
688	9.1726	27.09
690	9.1992	27.17
692	9.2259	27.24

계속

mm Hg	KPa	Inches Hg
694	9.2526	27.32
696	9.2792	27.40
698	9.3059	27.48
700	9.3326	27.56
702	9.3592	27.64
704	9.3859	27.72
706	9.4126	27.80
708	9.4392	27.87
710	9.4659	27.95
712	9.4926	28.03
714	9.5192	28.11
716	9.5459	28.19
718	9.5725	28.27
720	9.5992	28.35
722	9.6259	28.43
724	9.6525	28.50
726	9.6792	28.58
728	9.7059	28.66
730	9.7325	28.74
732	9.7592	28.82
734	9.7859	28.90
736	9.8125	29.98
738	9.8392	29.06
740	9.8659	29.13
742	9.8925	29.21
744	9.9192	29.29
746	9.9459	29.37
748	9.9725	29.45
750	9.9992	29.53

계속

mm Hg	KPa	Inches Hg
752	10.0258	29.61
754	10.0525	29.69
756	10.0792	29.76
758	10.1058	29.84
760	10.1325	29.92
762	10.1592	30.00
764	10.1858	30.08
766	10.2125	30.16
768	10.2392	30.24
770	10.2658	30.31

$$in\ Hg = \frac{\frac{mm\,Hg}{10}}{2.54} \qquad kPa = \left(\frac{mm\,Hg}{10}\right)0.1333224$$

ATPS에서 BTPS로의 전환 요소

BTPS 전환 요소

*노트: 760 mm Hg의 기압

온도	P_{H_2O}	BTPS 인자
15	12.788	1.128
16	13.634	1.123
17	14.530	1.118
18	15.477	1.112
19	16.477	1.107
20	17.535	1.102
21	18.650	1.096
22	19.827	1.091
23	21.068	1.085
24	22.377	1.080
25	23.756	1.074
26	25.209	1.068
27	26.739	1.063
28	28.349	1.057
29	30.043	1.051
30	31.824	1.045

$$BTPS\ 인자 = \frac{P_B - P_{H_2O}}{P_R - 47} \times \frac{310}{T + 273}$$

P_B 기압
P_{H_2O} 대기온도에서의 수증기압
T 대기온도

ATPS에서 STPD로의 전환 요소

STPD 전환 요소

*노트: 760 mm Hg의 기압

온도	P_{H_2O}	STPD 인자
15	12.788	0.932
16	13.634	0.928
17	14.530	0.923
18	15.477	0.919
19	16.477	0.915
20	17.535	0.910
21	18.650	0.906
22	19.827	0.901
23	21.068	0.897
24	22.377	0.892
25	23.756	0.887
26	25.209	0.883
27	26.739	0.878
28	28.349	0.873
29	30.043	0.868
30	31.824	0.863

$$STPD\ 인자 = \frac{P_B - P_{H_2O}}{760} \times \frac{273}{T + 273}$$

P_B 기압
P_{H_20} 대기온도에서의 수증기압
T 대기온도

일반적인 폐기능 검사 약어와 기호

ATPD	건조상태의 대기온동와 대기압 (Ambient temperature and pressure, dry)
ATPS	포화상태의 대기온도와 대기압 (Ambient temperature and pressure, saturated)
BMI	체질량지수 (Body mass index)
BSA	체표면적 (Body surface area)
BTPS	포화상태의 체온도와 체압 (Body temperature and pressure, saturated)
CaO_2	동맥혈 산소함유량 (Content of oxygen arterial blood)
$Ca-vO_2$	동맥과 정맥 혈액 사이의 산소 함량 차이(Oxygen content difference between arterial and venous blood)
CC	폐쇄용량 (Closing capacity)
C_L	폐 순응성 (Lung compliance)
CO	일산화탄소 (Carbon monoxide)
CV	폐쇄용적 (Closing volume)
CVO_2	정맥혈의 산소함량 (Content of oxygen in venous blood)
D_LCO	일산화탄소 확산능력(Diffusing capacity for carbon monoxide)
ERV	예비호기량 (Expiratory reserve volume)
F_AN_2	폐포에서의 질소 분획농도(Fraction of alveolar nitrogen)
F_ECO	호기공기에서의 일산화탄소 분획농도(Fraction of carbon monoxide in expired air)
FEF	강제호기량 (Forced expiratory flow)
$FEF_{200-1200}$	200−1200 ㎖ 사이의 강제 호기기류(Forced expiratory flow between 200 and 1200 ㎖ on the forced expiratory flow)
$FEF_{25\%-75\%}$	폐활량의 25%−75% 사이에서의 강제 호기기류
FEF_{max}	최대 호기 기류 (Peak expiratory flow)
FEV_t	특정시간 동안의 강제흡기량(Forced expired volume for a specific time interval(t); 1초 동안의 강제흡기량(FEV_1, forced expired volume in one second)
$FEF_{\%}$	특정 %에서의 순간적 기류(The instantaneous flow rate at the specified percentage; $FEF_{50\%}$)

F_EHe	호기 헬륨농도 (Fraction of helium in expired air)
F_ICO	호기 일산화탄소농도 (Fraction of carbon monoxide in inspired air)
FIF_{max}	최대 흡기유량 (Peak inspiratory flow)
$FIF_{25\%-75\%}$	강제 흡기량의 25%–75% 사이의 흡기기류
F_IHe	공기 중의 일산화탄소 농도 (Fraction of carbon monoxide in inspired air)
F_IO_2	흡입산소농도 (Fraction of inspired oxygen)
FIVC	강제 흡기성 폐활량 (Forced inspiratory vital capacity)
FRC	기능적 잔기량 (functonal residual capacity)
FVC	강제성 폐활량 (forced vital capacity)
G_{AW}	기도 컨덕턴스 (Airway conductance)
Hz	주파수 (Hertz or cycles per second)
IC	흡기 자발성 환기량 (Inspiratory voluntary ventilation)
IRV	예비흡기량 (Inspiratory reserve volume)
MVV	최대노력성 환기량 (Maximum voluntary ventilation)
MEFR	중간 호기 유속 (Mid–expiratory flow rate; same as $FEF_{25\%-75\%}$)
MEP	최대 호기압 (Maximal ecpiratory pressure)
MIP	최대 흡기압 (Maximal inspiratory pressure)
$PaCO_2$	동맥혈의 이산화탄소 분압 (Partial pressure of carbon dioxide in arterial blood)
$PACO_2$	폐포내의 이산화탄소분압(Parital prsseure of carbon dioxide in alveolar air)
PaO_2	동맥혈의 산소분압(Parital pressure of oxygen in arterial blood)
PAO_2	폐포내 산소분압(Partial preesure of oxygen in alveolar air)
P_{ATM}	대기압 (Atmospheric pressure)
P_B	기압 (Barometric pressure)
$PD_{20\%}$	유발용량 20% (The procoxative dose that results n freater than a 20% decline n the FEV_1)
$PECO_2$	호기 이산화탄소 분압(Partial pressure of exhaled carbon dioxide)
PEFR	최대흡기기류속도(Peak expiratory flow rate; same as PEF_{max})
P_{H2O}	완전포화상태에서의 물분압(Partial pressure of water vapor, fully saturated)

PIFR	최대흡기속도 (Peak inspiratory flow rate; same as PIF_{max})
$P_{\bar{V}}O_2$	혼합정맥혈에 산소의 부분 압력(Partial pressure of oxygen in mixed venous blood)
Q	혈류(Blood flow), 심박출량(cardiac output in L/min)
R_{AW}	기도저항 (Airway resitance)
R, RER	호흡 교환율 (Respiratory exchange ratio); $\frac{VCO_2}{VO_2}$
REE	휴식기 에너지소비량 (Resting energy expenditure)
RQ	호흡교환율 (Respiratory quotient); $\frac{VCO_2}{VO_2}$
RV	잔기량 (Residual volume)
SaO_2	동맥혈액의 헤모글로빈 산소 포화도 (Hemoglobin oxygen saturation in arterial blood)
SG_{AW}	비기도컨덕턴스(Specific airway conductance, conductance measured at a specific lung capacity)
SR_{AW}	비기도저항(Specific airway resistance, resistance measured at a specific lung volume)
SVC	안정시 폐활량 (Slow vital capacity)
SaO_2	동맥혈의 헤모글로빈 산소 포화도 (% hemoglobin oxygen saturation in arterial blood)
SvO_2	정맥혈의 헤모글로빈 산소 포화도 (% hemoglobin oxygen saturation in vensous blood)
TLC	총폐용량(Total lung capacity)
V_A	폐포용적 (Alveolar volume)
VC	폐활량 (Vital capacity)
V_D	사강용적(Dead space volume)
V_D/V_T	사강-일회호흡 비율(Dead space to tidal volume ratio)
$\dot{V}_E$	분당호흡량 (Minute volume)
$\dot{V}O_2$	산소소비량 (Oxygen consumption)
V_S	폐활량계(Spiometer or system volume)
V_T	일회흡기용적 (Tidal volume)
V_{TG}	흉부가스용량 (Thoracic gas volume)

폐활량 측정의 적응증

ATS: 표준 폐활량 측정법, 2005	AARC 임상 실무 지침 : 폐활량 측정법 1996 개정과 업데이트
진단	
증상과 징후를 평가하고, 병리실험에 대한 실시 폐기능에 대한 질병의 효과에 대한 측정 폐질환의 위험 요소에 대한 평가 수술전 위험요소에 대한 평가 예후에 대한 평가 강렬한 신체활동 프로그램을 시작하기 전의 건강상태에 대한 평가	병력이나 신체적 징후와 증상을 통한 폐 기능부전의 존재유무 파악 다른 진단검사(예, 흉부 방사선 촬영, 동맥혈 가스 분석)를 통한 폐 기능부전의 존재유무 파악 폐질환의 심각성에 대한 정량화
치료적 중재 평가 폐기능에 영향을 주는 질병의 과정에 대한 기술 손상 인자에 노출된 사람에 대한 모니터 폐독성으로 알려진 약물의 부작용에 대한 모니터	입원 이후나 시간에 따른 폐기능에 대한 평가, 혹은 치료 변화에 대한 평가 환경이나 작업 노출에 대한 반응이나 잠재적 효과에 대한 평가
장애/손상 평가	
재활프로그램의 일부로써 환자에 대한 평가 보험 평가의 일부로써 환자에 대한 평가 법적 이유를 위한 환자에 대한 평가	폐기능에 나쁜 영향을 주는 것으로 알려진 수술시의 위험 요소에 대한 평가

ATS: 표준 폐활량 측정법, 2005	AARC 임상 실무 지침 : 폐활량 측정법 1996 개정과 업데이트
공중보건	
역학 조사 기준 방정식의 유도 임상연구	손상/장애(예; 재활, 법적 이유, 군대)에 대한 평가

폐용적과 폐용량

폐용적과 폐용량은 흐름 정보의 부재로 측정될 수 있기 때문에, 대개 정적 폐용적으로 불린다. 정적 폐용적은 폐쇄성 폐질환과 제한성 폐질환을 구분하는데 도움을 준다. 또한 정적 폐용적은 폐쇄성 폐질환에서 가스 폐쇄의 정도를 평가하는데 유용하다.

정의

- **폐활량:** 최대 흡기후 호기할 수 있는 최대 공기량
- **느린 폐활량:** 비강제 기법으로 폐활량을 측정한 값
- **강제 폐활량:** 강제 기법으로 폐활량을 측정한 값으로서, 흐름 정보를 포함한다.
- **폐용적:** 총폐용량(TLC)의 단일 세부항목(즉, 일회호흡량, 예비흡기량, 예비호기량, 잔기량)
- **폐용량:** 두 개 이상의 폐용적으로 구성된 총폐용량의 세부항목

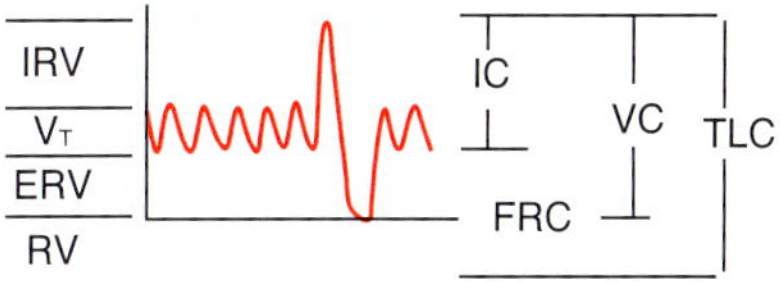

정적 폐용적	정의	정상수치
예비흡기량 (IRV)	정상 흡기 후 최대로 더 들여마실 수 있는 공기량	3100 mL
일회호흡량 (V_T)	안정시 흡기하고 호기하는 공기량	500 mL
예비호기량 (ERV)	정상 호기 후 최대로 더 내보낼 수 있는 공기량	1200 mL
잔기량 (RV)	완전한 호기 후, 폐에 남아 있는 공기량	1200 mL
폐활량 (VC)	ERV + V_T + IRV	4800 mL
흡기량 (IC)	V_T + IRV	3600 mL
기능적 잔기량 (FRC)	ERV + RV	2400 mL
총폐용량 (TLC)	RV + ERV + V_T + IRV	6000 mL

느린 폐활량

정의

느린 폐활량은 환자가 공기를 최대한 흡인한 후, 다시 천천히 내쉴 수 있는 공기의 양이다. 느린 폐활량(ERV + IRV)의 측정은 잔기량과 총폐용량을 결정하기 위해 이용된다. 느린 폐활량과 세부항목의 정확한 측정은 진단에 있어 매우 중요한 역할을 한다.

기법

- 환자는 앉은 자세를 취한다; 자세가 구부정해서는 아니고, 똑바른 자세를 취해야 한다.
- 코집게(nose clip)의 사용을 권장한다.
- 마우스피스를 통해 정상적인 호흡을 하도록 환자에게 지시한다.
- 안정된 기준(안정시 FRC)을 설정하기 위해 적어도 4번의 호흡을 모은다.
    - 중요한 것은 일회호흡량이 규칙적이어야 하고 또 일회호흡량이 너무 많지 않아야 한다.
    - 만약 일회호흡 패턴이 불규칙하거나 일회호흡량이 지나치게 많으면, 측정하기 전에 환자에게 마우스피스와 폐활량계를 조절할 수 있는 시간을 제공해야 한다.
- 환자에게 최대한 호기하도록 지시하고, 천천히 최대한 흡기하도록 지시한다. 그리고 다시 천천히 최대한 호기하도록 지시한다. 환자에게 느리고 일정한 속도의 호흡을 하도록 권장한다.
- 환자에게 느린 폐활량(SVC) 호흡 이후에 다시 일회호흡을 하도록 지시한다.

19

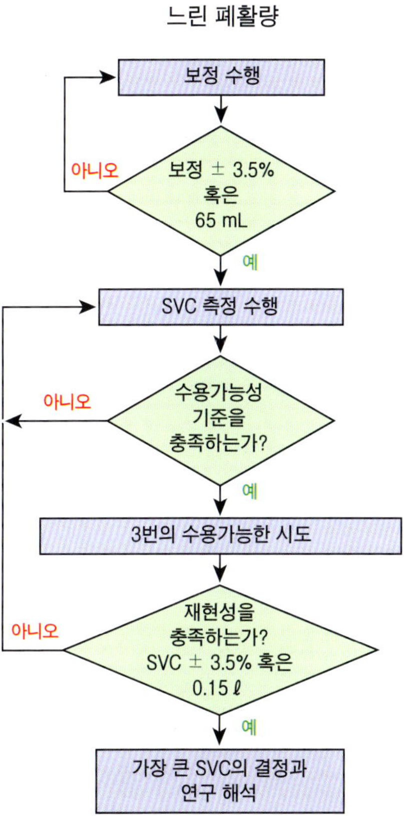
느린 폐활량
보정 수행
보정 ± 3.5%
혹은
65 mL
아니오
예
SVC 측정 수행
수용가능성
기준을
충족하는가?
아니오
예
3번의 수용가능한 시도
재현성을
충족하는가?
SVC ± 3.5% 혹은
0.15 ℓ
아니오
예
가장 큰 SVC의 결정과
연구 해석

수용가능성

- 누출되어서는 안 된다.
- 측정은 주저함없이 진행되어야 한다.
- 마우스피스가 막혀서는 안 된다.
- 기침을 하지 않아야 한다.
- 기준인 일회호흡이 규칙적이어야 하고, 그 양이 너무 많아서도 안 된다.
- 호흡의 속도가 너무 느리다면, 잘못된 호흡 시도 때문에 흡기량(IC)을 과소평가할 수 있다.

재현성

- 적어도 3번 정도 호흡시도를 실시한다.
- 호흡 시도 사이의 오차는 ± 0.150 ℓ 이어야 한다.
- 4번 이상 시도를 할 때는 각 시도 사이에 1분 휴식을 취하도록 한다.

노트: 공기 누적 때문에 폐활량(VC)이 강제 폐활량(FVC)보다 클 수도 있다.

의미

- 폐활량의 감소
  - 탄성 조직(제한성 폐질환)의 소실
  - 수술적 중재(예; 엽절제술, 폐절제술)
  - 공간점유성 병변(예; 암, 종양)
  - 가슴막 문제(예; 공기가슴증, 혈액가슴, 가슴막삼출)
  - 신경근육성 질환(예; 소아마비, 중증근무력증)
  - 등뼈 문제(예; 뒤굽음증, 뒤굽음옆굽음증, 비만)
  - 폐쇄성 폐질환
  - 무기폐
- 잔기량(RC)과 기능적 잔기량(FRC)의 증가
  - 폐쇄성 폐질환과 관련된 공기 누적
  - 급성 천식(기관지확장제로 가역될 수 있음)
- 잔기량(RC)과 기능적 잔기량(FRC)의 감소
  - 제한성 폐질환
  - 등뼈 문제(예; 뒤굽음증, 뒤굽음옆굽음증, 비만)

【 ㅍ 】

【 ㅎ 】

노력성(강제) 폐활량

정의

최대한 흡기한 후, 강제로 그리고 빠르게 호기할 수 있는 최대의 공기량

기법

- 환자는 앉은 자세를 취한다; 자세가 구부정해서는 아니고, 똑바른 자세를 취해야 한다.
- 코집게(nose clip)의 사용을 권장한다. 마우스피스나 필터 주위를 봉합해야 한다.
- 적어도 3번에서 4번 정도의 정상적인 호흡을 하도록 지시한다.
  - 느린 폐활량에서 설명했듯이, 정상적인 안정시 기능적 잔기량(FRC)을 설정한다.
- 안정시 FRC에서, 최대 흡기량을 위해 빠르게 공기를 흡입하도록 지시한다. 최대 흡기량(TLC)에서 1초 미만의 멈춤을 허용한다. 너무 긴 시간의 멈춤은 과도한 후외삽량(back extrapolation)을 초래할 수 있다.
- 잔기량을 얻기 위해 환자에게 빠르고 강하게 호기하도록 지시한다. 10세 이상일 때는 최소 6 초간의 호기가 필요하고, 10세 미만일 때는 최소 3 초간의 호기가 필요하다. 1 초 이상 잔기량(0.025 ℓ)이 변하지 않고, 호기가 완전하게 이루어져야 한다.
- 강제 폐활량 이후에, 다시 정상적인 호흡을 하도록 지시한다.
- 3번의 수용가능한 시도를 얻기 위해 8번까지 시도할 수 있다.

노력성 폐활량

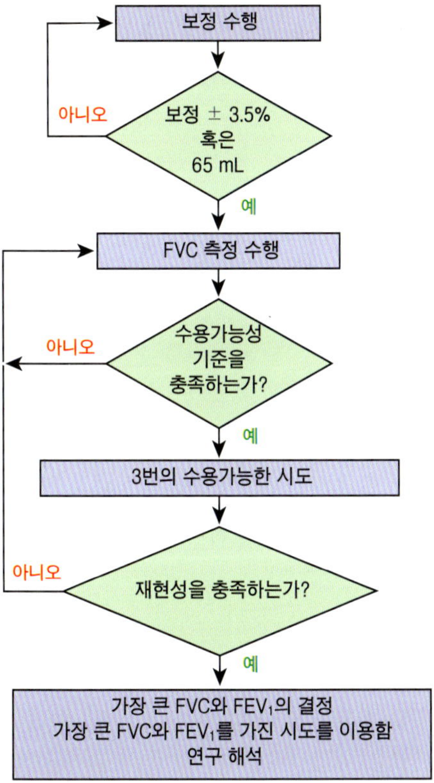
보정 수행
보정 ± 3.5% 혹은 65 mL
아니오
예
FVC 측정 수행
수용가능성 기준을 충족하는가?
아니오
예
3번의 수용가능한 시도
재현성을 충족하는가?
아니오
예
가장 큰 FVC와 FEV1의 결정
가장 큰 FVC와 FEV1를 가진 시도를 이용함
연구 해석

수용가능성

- 첫 1초 동안 기침을 해서는 안 된다.(FEV_1의 측정에 영향을 줄 수 있음.)
- 성문이 조기에 닫히지 않아야 한다.
- 좋은 시도와 부드럽고 지속적인 호기를 수행함.
- 마우스피스나 필터에서 누출이 일어나서는 안 된다.
- 마우스피스나 필터(혀나 틀니)가 막혀서는 안 된다.
- 후외삽량은 FVC의 ≤5% 혹은 0.150 ℓ 이다.
- 10세 이상일 때의 만족스런 호기시간은 6초 이상이고,
  10세 미만일 때의 만족스런 호기시간은 3초 정도이다.
- 1초 이상 동안 잔기량(0.025 ℓ)의 변화가 없어야 한다.

재현성

- 2 가지 가장 큰 FVC와 FEV_1은 각기 ±0.150 ℓ 이다.
- 수용가능성 기준은 각 검사에 맞게 충족되어야 한다.

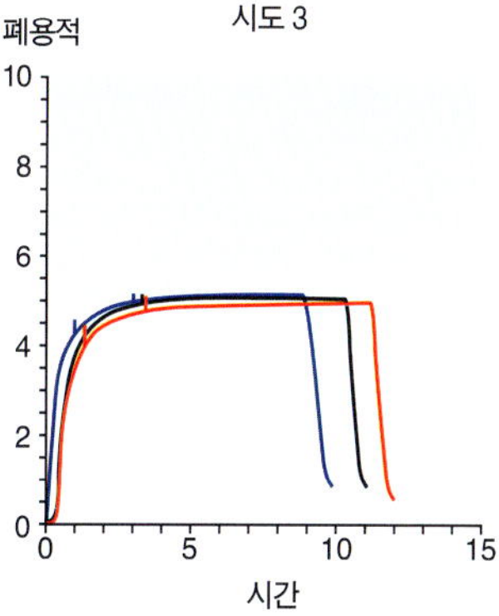

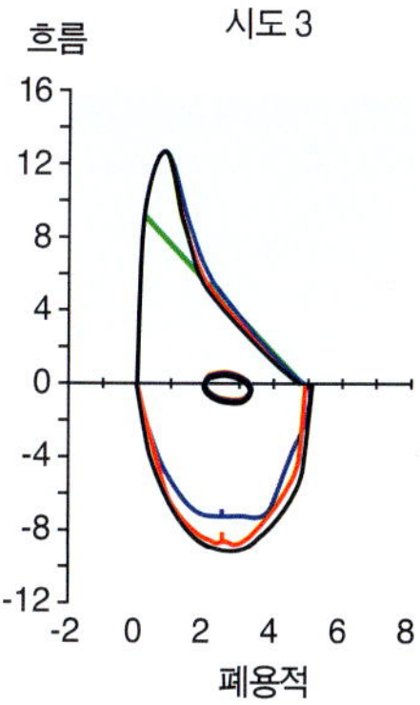

파생지수(derived indices)

FVC

FVC는 최대로 흡인한 이후, 강제로 호기할 수 있는 최대 공기량이다.

의미

- FVC 감소
  - 공기 폐쇄(예; 점액성 질환, 폐쇄성 질환)
  - 공간점유 병변(예; 종양, 혹)
  - 제한성 질환
  - 잘못된 시도
  - 신경근육질환
  - 등뼈 문제(예; 뒤굽음증, 뒤굽음옆굽음증, 비만)
  - 가슴막 문제(예; 공기가슴증, 혈액가슴, 가슴막 삼출)
- 정상 FVC 이지만, 장기간의 호기 시간
  - 폐쇄성 질환(정상 호기 시간은 4-6초)

FEV_t

FEV_t은 주어진 시간내에서 일어나는 최대 호기량이다. 가장 많이 평가되는 수치는 FEV_t로서, 1초 동안의 호기량이다. FEV_1은 FVC 곡선상에서 1초 간의 호기 이후에 호기된 용적(BTPS)을 측정함으로써 결정된다. FEV_1은 기관지확장제의 효과와 기관지 과활동(기관폐 자극검사)을 평가하는데 있어 가장 폭넓게 사용되는 수치이다.

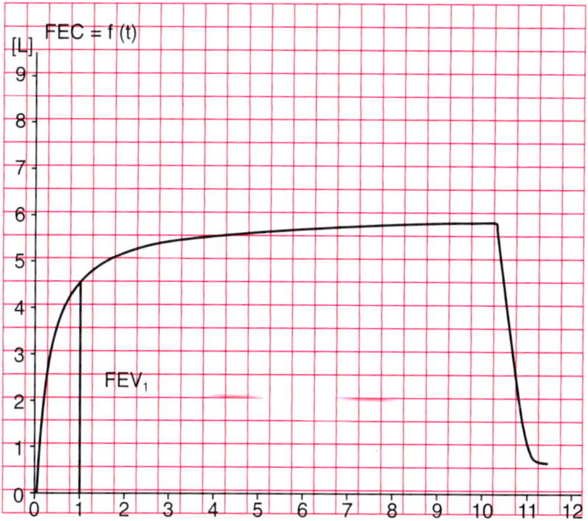

의미

- **FEV$_1$ 감소**
  - 공기 폐쇄(FEV$_1$와 FVC의 비교)
  - 잘못된 시도
- **정상 FEV1나 증가된 FEV$_1$(FEV$_1$와 FVC의 비교)**
  - 제한성 질환

FEV$_1$/FVC

FEV$_1$은 종종 FVC의 백분율로 표현된다(FEV$_1$/FVC × 100). 정상 성인 환자는 1초 동안 FVC의 75%–85%의 호기할 수 있다. 이 비율은 적어도 3번 수용가능한 시도로부터 결정되어야 한다. 실제 비율은 분리된 시도로부터 얻어진 FVC와 FEV$_1$로부터 계산될 수 있다.

의미

- FVC/FEV_1의 감소
  - 폐쇄성 폐질환에 대한 고려
    - 정적 폐용적 확인
    - D_LCO 확인
- FVC/FEV_1의 증가
  - 제한성 폐질환에 대한 고려
    - 정적 폐용적 확인
    - D_LCO 확인

$FEF_{25\%-75\%}$

$FEF_{25\%-75\%}$ 는 FVC의 25%−75% 사이에서 측정된 강제 호기량(*l* /sec)이다. 이것은 최대 중간호기량(MMEF)으로도 알려져 있다. MMEF는 FVC의 50%에서 측정된 공기량이다.

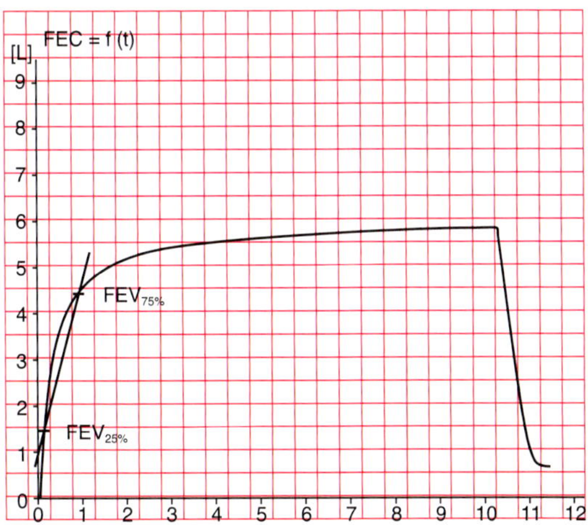

의미

$FEF_{25\%-75\%}$ 는 조기의 공기흐름 제한일 수 있다. 그러나 $FEF_{25\%-75\%}$의 감소는 특정 환자에 있어 조기 폐쇄성 질환의 특징은 아니다. 이런 특수 지수의 가변성은 매우 높은 편이다.

$FEF_{200-1200\ mL}$

$FEF_{200-1200\ mL}$ 는 FVC의 200 mL와 1200 mL 사이에서 측정된 공기 용량(l /sec)이다. 건강한 환자에게 있어, 이 수치는 종종 최대 호기 용량(PEF)과 동일하다.

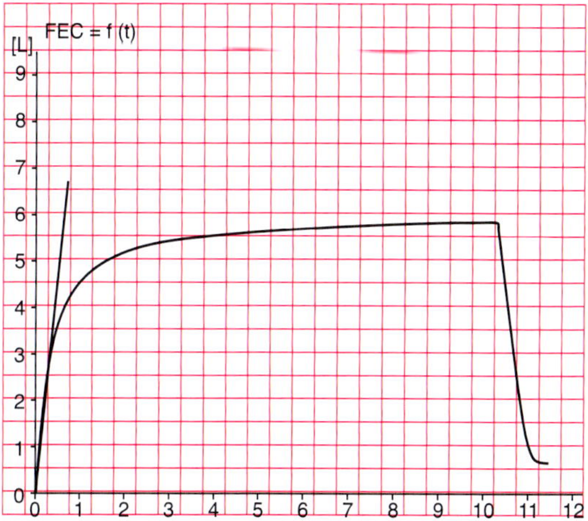

의미

$FEF_{200-1200\ mL}$ 의 감소

- 잘못된 시도
- 잘못된 지시
- 큰 기도 장애
  - 혹(goiters)
  - 종양(tumors)

최대 호기용량(PEF)

최대 호기용량은 FVC를 시도할 때 얻어지는 최대의 공기 흐름 비율이다. FVC를 평가할 때, PEF는 FVC 곡선상에서 기울기가 가장 큰 부분이다.

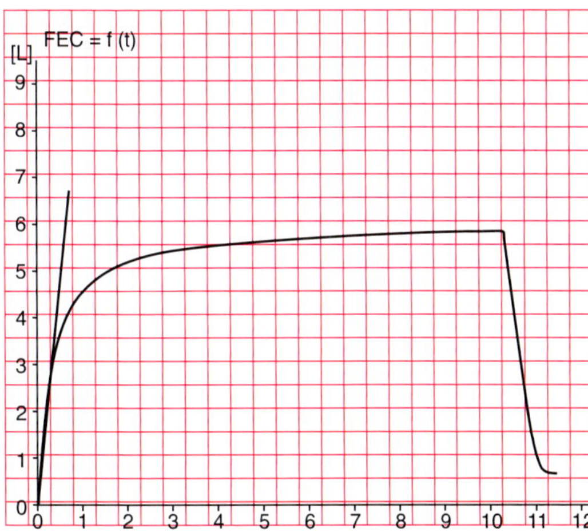

의미

PEF의 감소

- 잘못된 시도
- 폐쇄성 질환

휴대용 최대 공기량 측정기

휴대용 최대 공기량 측정기는 천식 증상을 모니터하기 위해서 가정에서 이용할 수 있는 장치이다. 초기에 장비 사용과 기법에 대한 교육을 환자에게 실시한다. 환자에게 자신의 증상을 모니터할 수 있도록 "Zone" 시스템을 권장한다.

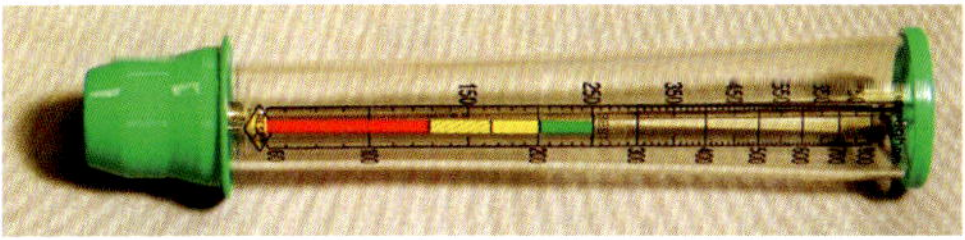

최대 호기용량(PEF)을 모니터하는 "Zone" 시스템

Zone	범위	작용
녹색(green)	개인 최고 수치의 80%–100%	지속적인 치료
황색(yellow)	개인 최고 수치의 50%–80%	급성 악화가 발생할 수 있다. 약물복용의 양/빈도를 증가시킬 필요가 있다.
적색(red)	개인 최고 수치의 50% 미만	즉시 기관지확장제를 사용하고 건강관리전문가에게 보고한다.

기류-용량 곡선(Flow-Volume Loop)

기류-용량 곡선의 형태와 모양이 임상적으로 매우 중요하다. 이 곡선의 모양을 통해, 폐쇄성 폐질환, 제한성 폐질환, 가슴안쪽 문제와 가슴바깥쪽 문제 등을 파악할 수 있다. 이 곡선의 모양을 통해 품질보증(quality assurance)의 향상을 촉진할 수 있고, 또 잘못된 시도, 마우스피스의 폐쇄, 후외삽량 및 성문 폐쇄를 확인할 수 있다.

기류-용량 곡선은 2 축 위에 FVC를 그린다: Y축은 기류(l /s)이고, X축은 용량(l)이다. 곡선은 호기(등기류축의 위쪽)와 흡기(등기류 축의 아래쪽)의 시도를 모두 포함한다. 곡선의 형태는 호흡 시도를 평가하고, 폐쇄를 특징짓고, 제한성 폐질환/폐쇄성 폐질환의 패턴을 구분하는데 도움을 준다.

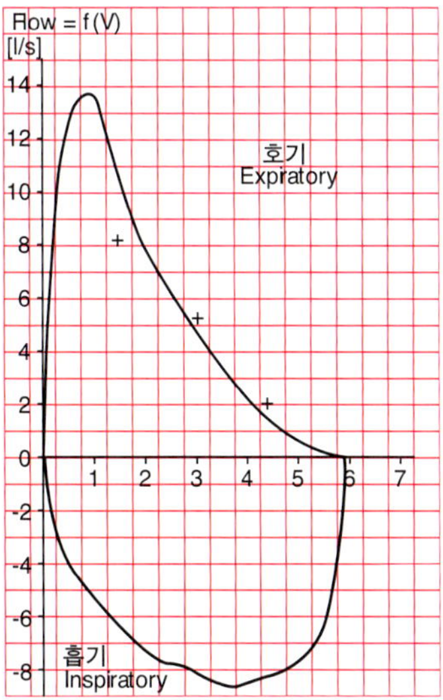

정의

FVC	강제 폐활량
PEF	최대 호기용량
PIF	최대 흡기용량
$FEF_{25\%}$	25%에서의 강제 호기 용량
$FEF_{50\%}$	50%에서의 강제 호기 용량
$FEF_{75\%}$	75%에서의 강제 호기 용량

주요 구성

- FVC
- PEF
- PIF
- $FEF_{25\%}$
- $FEF_{50\%}$
- $FEF_{75\%}$

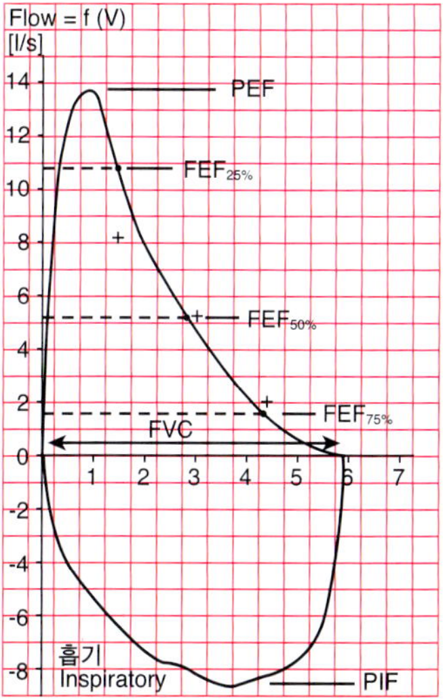

상기도 폐쇄의 특징

기류-용량 곡선의 형태는 상기도 폐쇄의 형태와 위치를 평가하는데 도움을 준다. 그리고 폐쇄가 가슴막 공간의 안쪽에서 일어나는지 아니면 바깥쪽에서 일어나는지를 알아내는데 도움을 준다.

가변성 가슴막안 폐쇄

- 호기 동안의 역학
  - 가슴막의 양압이 가변성 폐쇄를 닫는다.
- 흡기 동안의 역학
  - 가슴막의 음압(대기압보다 낮은)이 가변성 폐쇄를 연다.

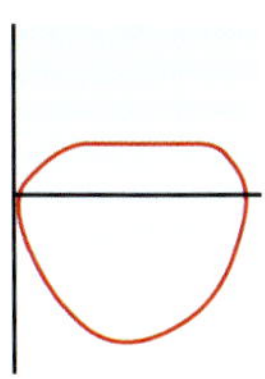

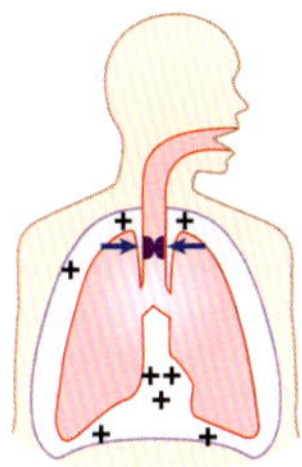

호기

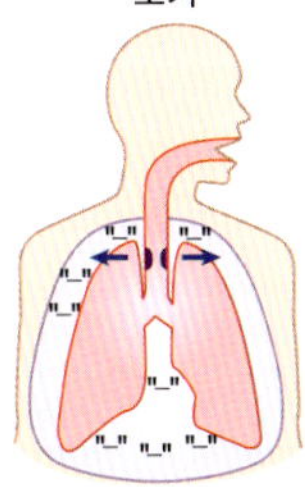

흡기

가변성 가슴막바깥 폐쇄

- 호기 동안의 역학
  - 기도의 양압이 가변성 폐쇄를 연다.
- 흡기 동안의 역학
  - 음압(Bernoulli의 법칙)은 가변성 폐쇄를 닫는다.

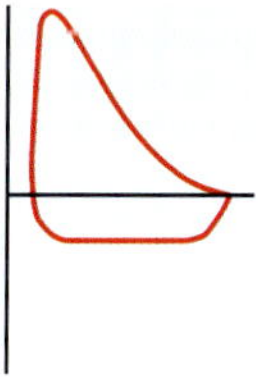

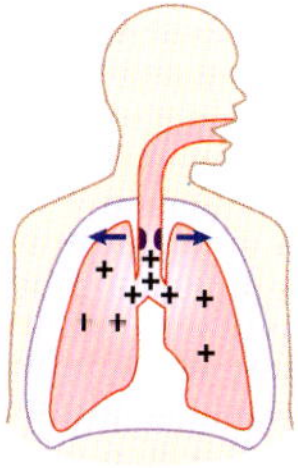

호기

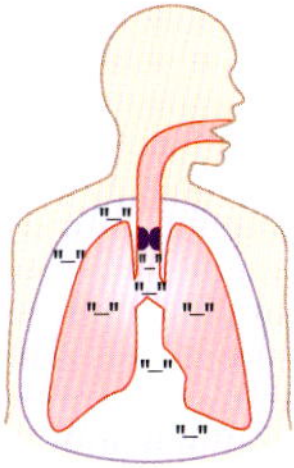

흡기

고정된 큰 기도 폐쇄

- 폐쇄가 고정된다.(폐압의 변화에 따라 기도의 형태가 변하지 않는다.) 호기와 흡기할 때 공기 흐름이 제한된다.

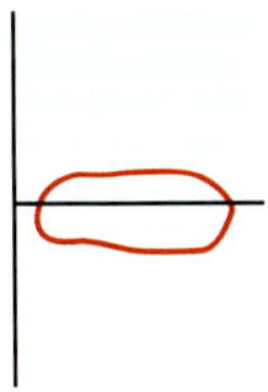

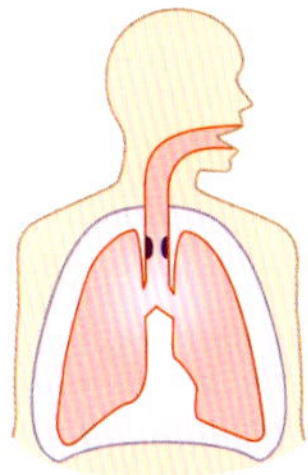

호기

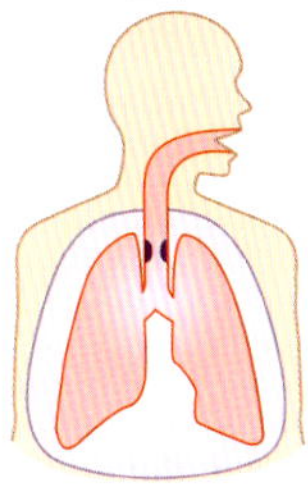

흡기

폐쇄와 원인	
가변성 가슴막안 폐쇄	후두암 기관연화증
가변성 가슴막밖 폐쇄	상기도 막힘증(크루프) 성대 기능부전
고정된 큰 기도 폐쇄	기관 협착증 갑상샘 혹

기도가역성 검사

가끔, 폐활량계로 얻어진 폐쇄 패턴은 가역적일 수 있다(예; 단순한 천식, 기도 과민성). 게다가 전/후 기관지확장제 폐활량 측정에 의해 기관지확장제의 치료적 이점이 평가될 수 있다. 기관지확장제 복용의 이점을 평가할 수도 있고, 환자가 약복용을 시작할 수도 있고, 치료 2–8주 이후에 폐활량 측정을 다시 수행할 수 있다.

실제 기준선을 원하고 처방된 기관지확장제를 현재 복용하고 있다면, 아래에 기술된 것처럼 약 복용을 중단해야 한다.

약 복용 중단 스케줄	
β−아드레날린성 기관지확장제	
salmeterol (Serevent)	12 시간
formoterol fumarate (Foradil)	12 시간
levalbuterol (Xopenex)	12 시간
albuterol sulfate (Proventil, Ventolin)	4−6 시간
terbutaline (Brethine, Bricanyl)	4−8 시간
metaproterenol (Alupent, Metaprel)	4 시간
항콜린성 약물	
tiotropium bromide (Spiriva)	24 시간
ipratropium bromide (Atrovent)	6 시간

기관지확장제 복용

albuterol/salbutamol은 MDI(metered dose inhaler, 정량분무식 흡입기)나 저용량 분무기(SVN)를 통해 섭취될 수 있다. 바람직한 용량은 400 mcg (MDI로 100-mcg를 4번)이거나 SVN을 약 10 분간 사용하는 것이다.

기관지확장제 복용	
MDI (밸브 홀딩 챔버)	각 100-mcg 용량에 약 15 mcg 용량이 침전됨
updraft SVN	분당 침전당 약 45 mcg

전/후 기관지확장제

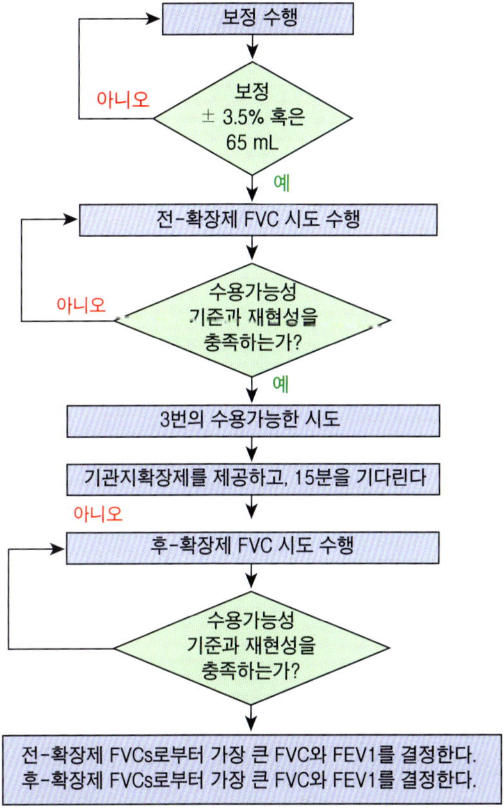
보정 수행
보정
± 3.5% 혹은
65 mL
아니오
예
전-확장제 FVC 시도 수행
수용가능성
기준과 재현성을
충족하는가?
아니오
예
3번의 수용가능한 시도
기관지확장제를 제공하고, 15분을 기다린다
아니오
후-확장제 FVC 시도 수행
수용가능성
기준과 재현성을
충족하는가?
전-확장제 FVCs로부터 가장 큰 FVC와 FEV1를 결정한다.
후-확장제 FVCs로부터 가장 큰 FVC와 FEV1를 결정한다.

기도가역성 반응

- FVC와 FEV_1가 기준선 보다 12% 이상이거나 200㎖ 이상
- R_{AW} 의 향상이나 혹은 과도팽창(hyperinflation)의 감소

폐활량 측정의 질적 보증

잘못된 시도

- 낮은 PEF나 최소의 PEF
- 호기 흐름의 변이성

호기 곡선은 불퉁불퉁하지만, 지속적이다.

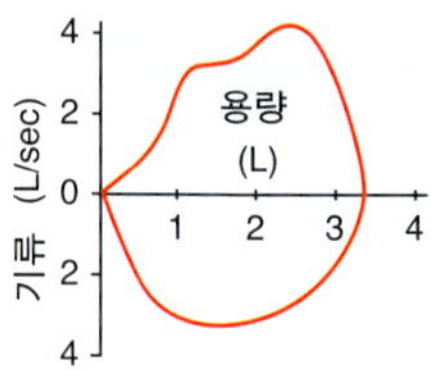

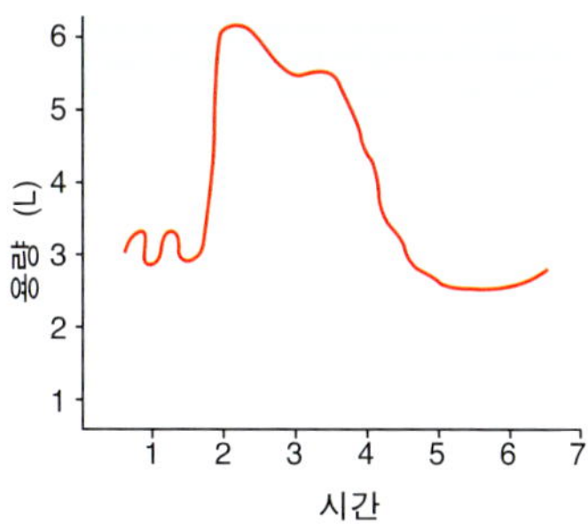

혀나 틀니에 의한 마우스피스/필터의 폐쇄

- 호기 흐름의 변이성
- 호기 곡선은 불퉁불퉁하지만, 지속적이다.

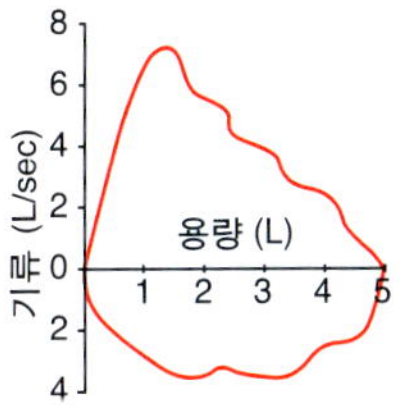

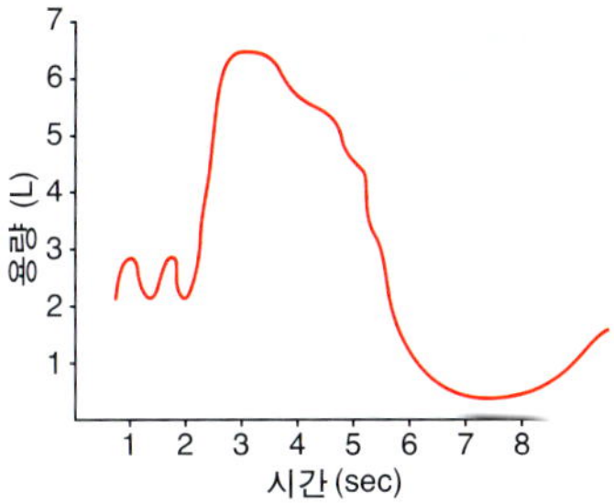

과도한 후외삽

- 용량–시간 곡선의 시작 시점에서 잔잔한 곡선을 그림
- 기류–용량 곡선의 시작 시점에서 낮은 기류가 나타남
- 시도를 시작할 때 잘못됨

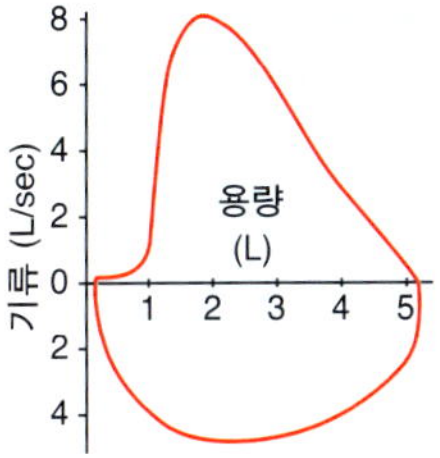

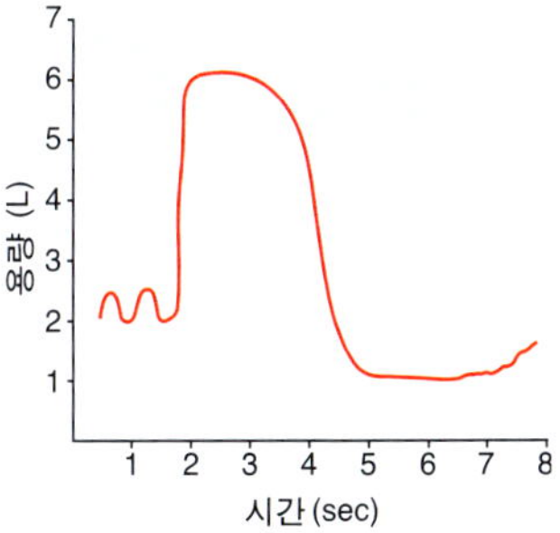

성문 폐쇄

- 기류-용량 곡선 상에서 흐름이 끝나는 지점이 있음
- 용량-시간 곡선에서는 고평부가 나타남

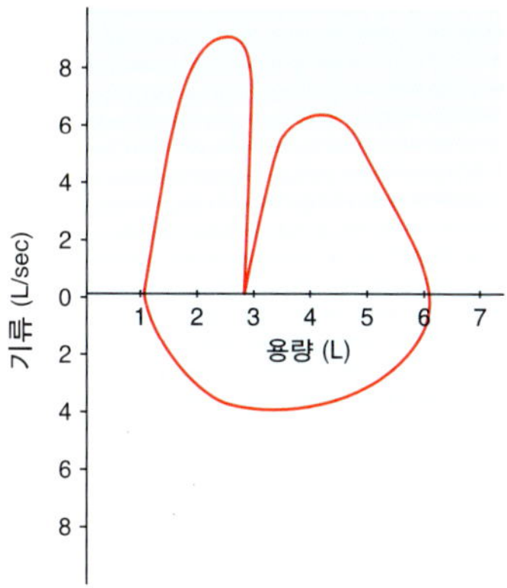

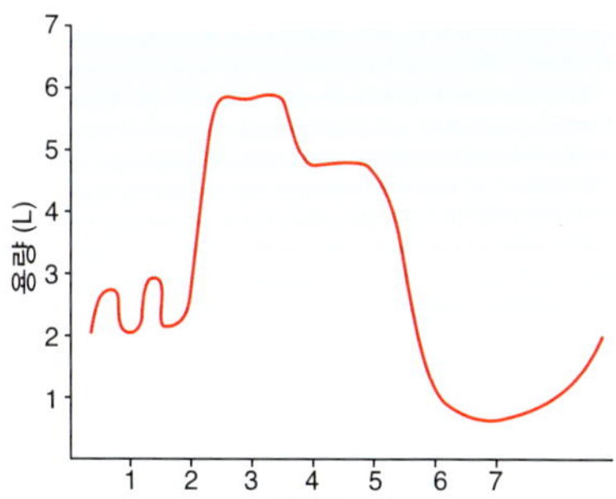

ATS 기준과 AARC 임상 실무 지침: 폐활량측정

ATS 표준	AARC 임상 실무 지침
검사 시작의 기준 후외삽이 5% 혹은 150 mL 미만일 때 용량/시간 곡선이 1초 이상의 흡기 시도를 포함해야 한다.	*검사 시작의 기준* 후외삽이 5% 혹은 150 mL 미만일 때 주저함이나 잘못된 시작이 없을 때 빠른 상승(start–to–rise) 시간
검사 끝의 기준 만약 환자가 불편함을 느낀다면, 환자에게 시도를 중단하도록 허용해야 한다. 1초 동안 용적(<0.025 l)에 변화가 없을 때 호기시간이 3초 이상(10세 미만)일 때나 6초 이상일 때(10세 이상) 만성 폐쇄성 폐질환을 가진 환자(COPD)는 호기 시간을 6초 이상 15초 이하의 필요로 할 것이다.	*검사 끝의 기준* 6초의 최소 호기 시간 적어도 1초 동안 용적 변화가 있는 한, 최소 호기 시간은 6초이다. 환자는 더 이상 호기할 수 없다.
부가적인 기준 첫 1초 동안 기침을 하지 않아야 한다. 첫 1초 동안 성문 폐쇄가 없어야 한다. 혀, 치아 및 틀니에 의한 마우스피스의 폐쇄가 없어야 한다.	*부가적인 기준* 첫 1초 동안 기침을 하지 않아야 한다.

계속

ATS 표준	AARC 임상 실무 지침
수용가능한 시도의 회수	***수용가능한 시도의 회수***
검사 시작, 검사 끝, 그리고 부가적인 기준을 충족시키기 위해서는 적어도 3번의 수용가능한 시도를 수행해야 한다. 3번의 수용가능한 시도를 얻기 위해서는 8회 이상의 FVC 시도를 수행해야 할지도 모른다.	검사 시작, 검사 끝, 그리고 부가적인 기준을 충족시키기 위해서는 적어도 3번의 수용가능한 시도를 수행해야 한다. 3번의 수용가능한 시도를 얻기 위해서는 8회 이상의 FVC 시도를 수행해야 할지도 모른다.
시도 사이의 평가(재현성)	***시도 사이의 평가(재현성)***
가장 큰 FVC와 그 다음으로 가장 큰 FVC는 서로 +0.150 *l* 이다. 가장 큰 FEV_1과 그 다음으로 가장 큰 FEV_1는 서로 +0.150 *l* 이다. 만약 FVC가 1.0 *l* 라면, 양쪽 재현성 기준(FVC와 FEV_1)은 0.100 *l* 이다. FVC와 FEV_1는 다른 수용가능한 시도로부터 얻어질 수도 있다. 최상의 검사는 FVC와 FEV_1의 합이 가장 큰 경우이다.	가장 큰 FVC와 그 다음으로 가장 큰 FVC는 서로 +0.200 *l* 이다. 가장 큰 FEV_1과 그 다음으로 가장 큰 FEV_1는 서로 +0.200 *l* 이다. 가장 큰 FVC와 FEV_1는 다른 시도일 때라도 보고되어야 한다. 최상의 검사는 FVC와 FEV_1의 합이 가장 큰 경우이다.
결과 보고	***결과 보고***
모든 결과는 BTPS로 표기되어야 한다. +1℃의 정확도를 가지고 온도 기록 17℃는 검사를 위한 대기온도의 하한온도이다.	모든 결과는 BTPS로 표기되어야 한다.

질환에 따른 변화

정상

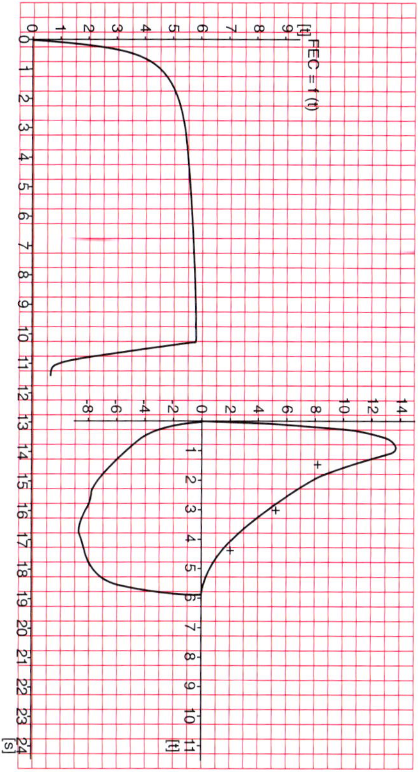

폐쇄성 폐질환

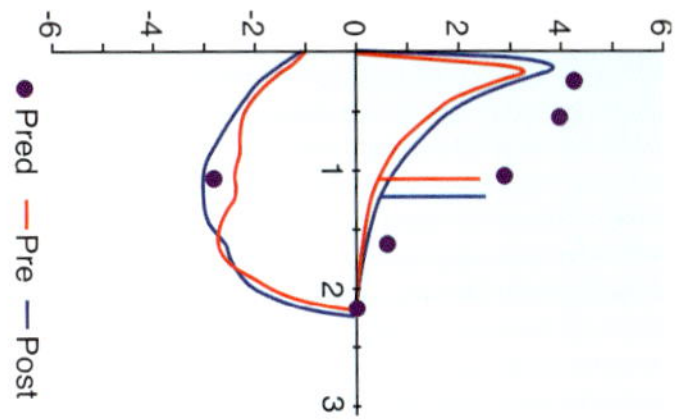
6
4
2
0
-2
-4
-6
1
2
3
Pred
Pre
Post

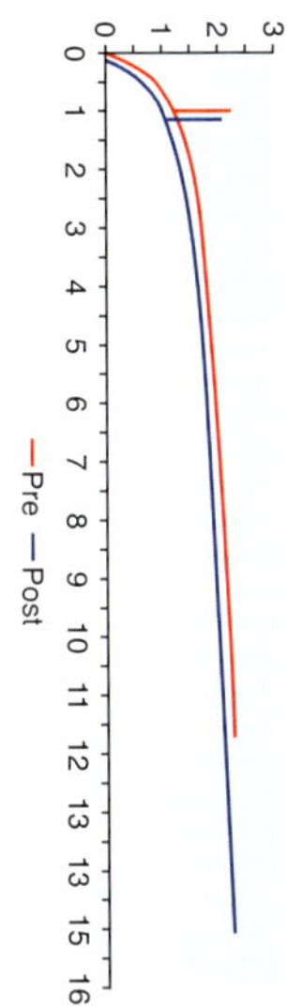
3
2
1
0
0 1 2 3 4 5 6 7 8 9 10 11 12 13 13 15 16
Pre
Post

제한성 폐질환

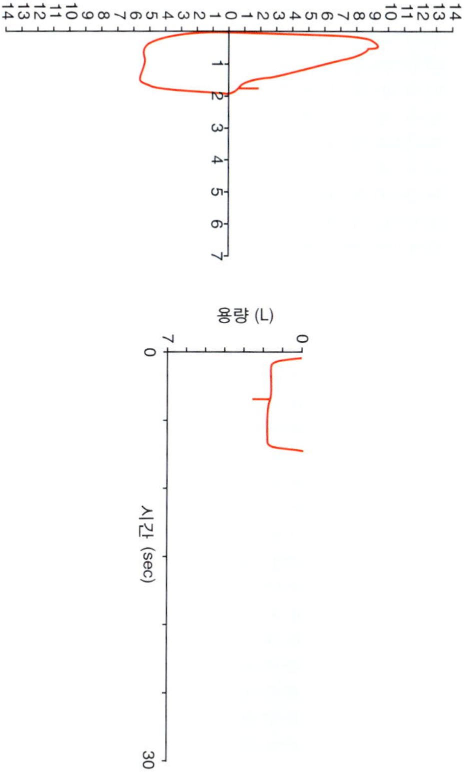

	FVC	FEV_1	FEV_1/FVC
천식	↓ 혹은 정상	↓	↓
공기증	↓	↓	↓
기관지염	↓	↓	↓
사르코이드증	↓	↓ 혹은 정상	↑ 혹은 정상
석면증	↓	↓ 혹은 정상	↑ 혹은 정상

일반적인 특징적 변화

- 폐쇄성 폐질환:
  - 둥글게 파진 모양의 기류-용량 곡선이 나타남 (낮은 최대값과 중간 정도의 기류)
  - 긴 호기 시간
  - 용량/시간 곡선 상의 기울기가 낮아짐
- 제한성 폐질환
  - 뾰족한 모양의 기류-용량 곡선이 나타남(높은 기류, 낮은 용량)
  - 짧은 호기 시간
  - 용량/시간 곡선 상의 기울기가 매우 높음

폐쇄성 폐질환

C - 낭성섬유종
B - 기관지염
A - 천식
B - 기관지확장증
E - 공기증

제한성 폐질환

P - 가슴막 질환(예; 가슴막 삼출, 공기가슴증)
A - 폐포성 질환(예; 폐먼지증, 석면증)
I - 간질성 질환(예; 사르코이드증, Wegener 육아종증, Chur-Strauss 증후군)

N - 신경근육성 질환(예; 중증 근무력증, 다발경화증, 근이상증)
T - 등뼈 질환(예; 뒤굽음옆굽음증, 가슴)

최대 자발성 환기량(MVV)

정의

일정 시간(대개 12초) 동안 환자가 호흡할 수 있는 최대의 공기량. 12초 용적은 1분으로 추정되고, BTPS로 보고된다.

MVV의 견적

$$MVV = FEV_1 \times 35$$

적응증

- 호흡 근육의 지구력 평가
- 운동 동안의 예측 최대 환기
- 기도 과민성 평가

위험요소

- 과환기(예; 몽롱, 어지러움증)
- 실신
- 기관지경련

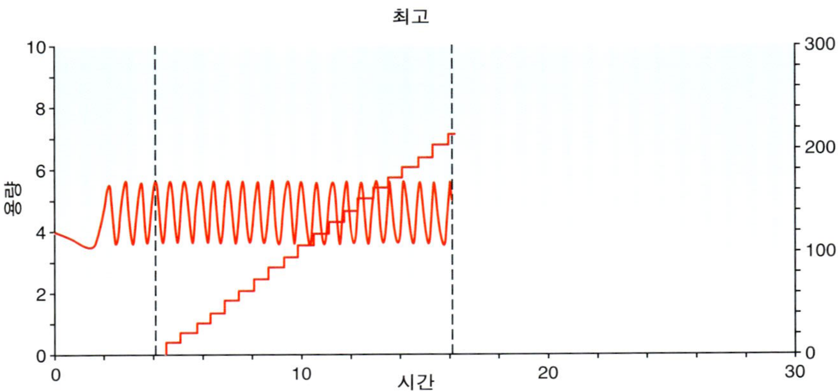
최고
용량
MVV
시간
0
10
20
30
2
4
6
8
100
200
300

수용가능성

- 일회호흡용적은 FVC의 50%과 비슷함
- 호흡율은 분당 65회 이상되지만, 90회 미만이다.
- 12초 간 기록을 하지만, 15초 이상 기록하지 않는다.

재현성

- 2번의 수용가능한 시도
- ±10% 사이 시도

의미

MVV의 감소

- 기도 폐쇄
- 기도 붕괴
- 과도 팽창(공기 누적)
- 신경근육성 질환
- 잘못된 시도

정적 폐용적

정적 폐용적은 공기 흐름(기류)에 대한 데이터를 측정하는 것이 아니기 때문에, “정적(static)”이란 용어를 사용한다. 폐용적은 총폐용량(TLC)의 세부항목 중의 하나이다. 폐용량은 2개 이상의 폐용적이 결합된 것으로 정의된다. *모든 폐용적과 폐용량은 BTPS(포화상태의 체온과 체압)에서 부피단위(ℓ)로 표현된다.*

정적 폐용적의 적응증

미국흉부학회: 폐용적 측정의 표준화	**미국호흡관리협회: AARC 임상 지침: 정적 폐용적 2001 개정 및 업데이트**
폐질환의 감지	제한성 폐질환 패턴의 진단
폐질환의 정량화	제한성 폐질환과 폐쇄성 폐질환의 구분
폐질환의 규정(폐쇄성/제한성)	치료에 대한 반응의 평가
기능적 불능의 평가	다른 폐 측정(D_LCO, SG_{AW}, RV/TLC)의 해석 보조
치료에 대한 질환의 반응 평가	수술전 평가
	공기 누적의 정량화

폐용적의 정의

폐용적과 폐용량	
예비흡기량 (IRV)	흡기량 (IC) IC = IRV + V_T
일회호흡량 (V_T)	폐활량 (VC) VC = IRV + V_T + ERV
예비호기량 (ERV)	기능적 잔기량 (FRC) FRC = ERV + RV
잔기량 (RV)	총폐용량 (TLC) TLC = IRV + V_T + ERV + RV

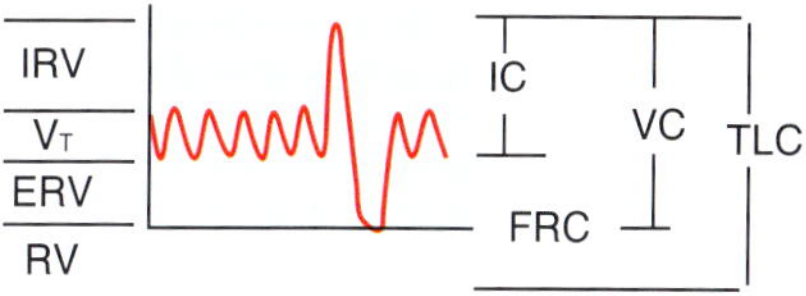

잔기량(RV)와 기능적 잔기량(FRC)

완전 호기(강제 호기 혹은 비강제 호기) 이후, 폐 속에 남아 있는 공기량이기 때문에, 잔기량(그리고 기능적 잔기량)은 직접적인 방법으로 측정될 수 없다. 그래서, 이들 폐용적과 폐용량을 측정하기 위해 간접 방법을 동원해야 한다.

RV와 FRC를 측정하는 간접 기법

- 희석법
  - 질소세척법(열린회로)
  - 헬륨 희석법(닫힌회로)
- 체적변동기록장치(plethysmography)
- 방사선촬영기법
  - X선 촬영(흉부 X선 후전촬영 및 측면촬영)
  - 타원 방법(흉부 X선 후전촬영 및 측면촬영)
  - CT
  - MRI

FRC를 측정하는 희석법(간접 폐활량 측정법)

주요 개념

- 농도차에 근거하여, $C_1(V_1) = C_2(V_2)$,

$$V_1 = \frac{C_2(V_2)}{C_1}$$

- 기도와 교통하는 부위만 측정한다.
- 이들 기법은 폐쇄성 폐질환이나 수포성 질환에서 실제 보다 FRC를 낮게 추정할 것이다.
- 누출(마우스피스, 튜빙, 폐활량계)은 측정 실수를 초래할 것이다.

질소세척법(열린회로 방법)

설명

- 폐 속의 질소농도는 75%–78%의 대기농도에 가까울 것으로 추정된다.

- 검사 동안, 환자는 100%의 산소로 호흡한다.
- 시간이 경과하면, 질소는 산소에 의해 제거된다.
- 호기된 모든 공기는 방(room)에서 환기되는데, 이것을 "열린회로"하고 한다.
- 검사는 호기된 질소 농도가 1.5% 미만으로 떨어지는 것으로 결론된다.
- 만약 초기 질소농도와 최종 질소농도를 알고 있고 또 총 호기량을 측정할 수 있다면, FRC를 계산할 수 있다.

기법

- 환자는 앉은 자세를 취해야 한다.
- "스쿠버" 마우스피스와 코집게(노즈 클립)의 사용을 권장한다.
- 만약 환자가 천공된 고막을 가지고 있는 것을 알고 있다면, 귀마개(ear plug)를 사용할 수도 있다.
- 환자는 장비시스템에 익숙해지도록 30초–60초 동안 마우스피스로 숨을 쉰다.
- 휴식기 FRC(최종 일회호흡)에서, 환자는 장비시스템의 스위치를 올린다.
- 환자는 100% 산소(흡기성 공기)로 호흡을 시작한다.
- 호기된 질소 농도와 호기량을 측정한다.
- 누출이 감지되면(질소농도의 증가가 1% 이상이면), 검사를 중단하고 15분 이후에 다시 검사를 반복한다.
- 3번의 연속 호흡 동안 호기된 질소농도가 1.5% 미만일 때, 검사를 완료한다.
- 환자에게 느린 폐활량(ERV의 결정)을 수행하도록 지시한다.
- 검사는 15분 이후에 다시 반복될 수 있다.

질소세척법

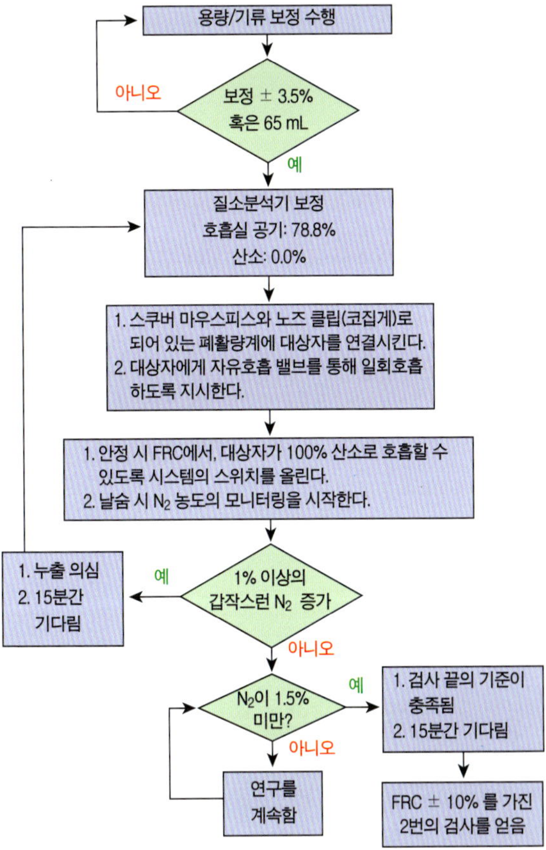
용량/기류 보정 수행
보정 ± 3.5% 혹은 65 mL
아니오
예
질소분석기 보정
호흡실 공기: 78.8%
산소: 0.0%
1. 스쿠버 마우스피스와 노즈 클립(코집게)로 되어 있는 폐활량계에 대상자를 연결시킨다.
2. 대상자에게 자유호흡 밸브를 통해 일회호흡 하도록 지시한다.
1. 안정 시 FRC에서, 대상자가 100% 산소로 호흡할 수 있도록 시스템의 스위치를 올린다.
2. 날숨 시 N2 농도의 모니터링을 시작한다.
1% 이상의 갑작스런 N2 증가
예
1. 누출 의심
2. 15분간 기다림
아니오
N2이 1.5% 미만?
예
1. 검사 끝의 기준이 충족됨
2. 15분간 기다림
FRC ± 10% 를 가진 2번의 검사를 얻음
아니오
연구를 계속함

질소세척법의 수용가능성 기준

미국흉부학회: 폐용적 측정의 표준화, 2005	미국호흡관리협회: AARC 임상 지침: 정적 폐용적 2001 개정 및 업데이트
누출이 발생하지 않아야 한다. 3번의 연속 호흡동안 호기된 N_2가 1.5% 미만일 때, 세척이 완료된다.	누출이 발생하지 않아야 한다. 호기된 N_2가 1.0% 미만 혹은 7분이 경과했을 때, 세척이 완료된다. 환자에게 공기 누적이나 수포성 질환이 있을 때, 세척시간이 연장될 수 있다.

질소세척법의 재현성 기준

미국흉부학회: 폐용적 측정의 표준화, 2005	미국호흡관리협회: AARC 임상 지침: 정적 폐용적 2001 개정 및 업데이트
2번 FRC의 평균을 계산해야 한다. 각 시도는 서로에 대해 ±10% 이내이어야 한다.	적어도 2번 이상의 FRC 측정을 수행해야 한다. 각 시도는 서로에 대해 ±10% 이내이어야 한다.

질적 보증

정상 연구

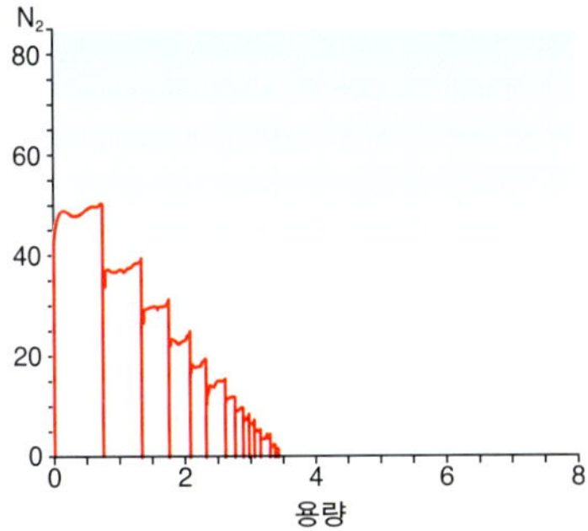

연구 동안의 누출

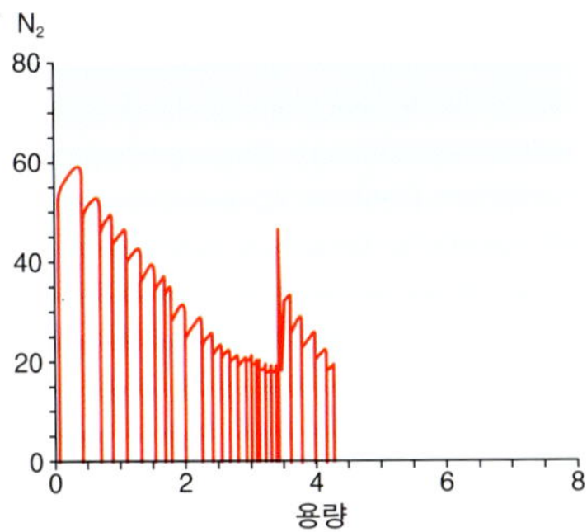

질환에 따른 변화

폐쇄성 폐질환 패턴

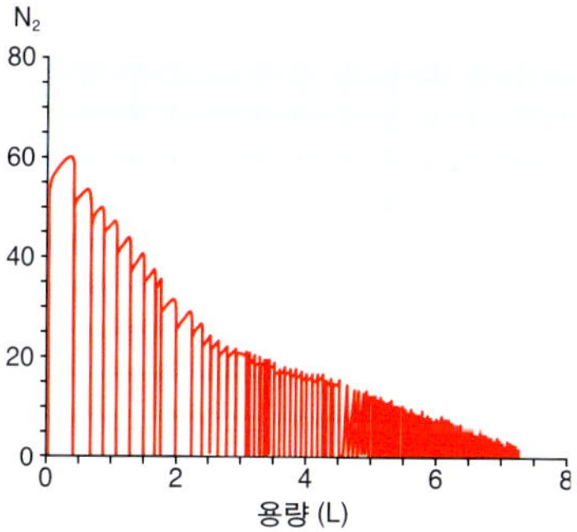

제한성 폐질환 패턴

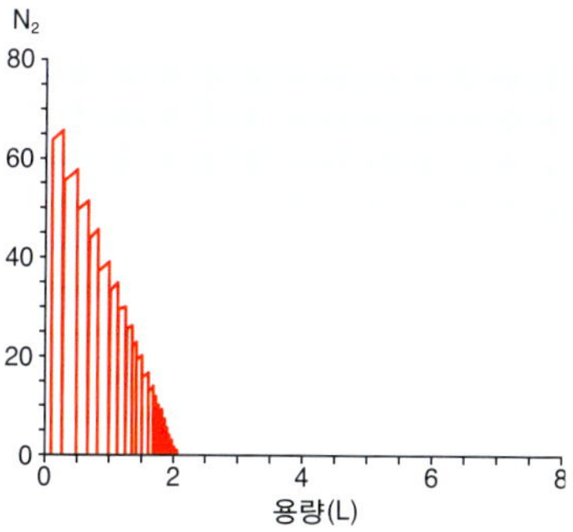

폐용적

방정식

$$FRC = \frac{VN_2 \times (V_{Etot} + V_D) - N_{2tiss}}{F_AN_2 - F_AN_{2final}}$$

VN_2 = 호기된 질소량
V_{Etot} = 호기된 공기량
V_D = 마우스피스와 자유호흡밸브의 사강
N_{2tiss} = 조직에 의해 유리된 질손량
F_AN_2 = 알려진 폐 속의 질소농도
F_AN_{2final} = 검사 끝시점의 최종 질소농도

헬륨희석법(닫힌회로)

설명

- 알려진 공기량과 헬륨량을 폐활량계에 채운다.
- 헬륨의 초기농도와 폐활량계의 용적을 측정한다(일반적인 헬륨농도는 약 10%).
- 스쿠버 마우스피스가 달린 폐활량계를 환자에게 전달한다(노즈 클립도 필요함)
- 환자는 초기에는 자유호흡 밸브를 통해 호흡실 공기(breathing room air) 속에 있는다.
- 휴식기 호기를 할 때(휴식기 FRC), 밸브를 열어, 환자가 폐활량계를 통해 호흡을 할 수 있도록 한다.
- 헬륨농도가 같아질 때까지(30초에서 0.02% 미만의 변화), 환자는 계속 폐활량계를 통해 호흡을 한다.
- 환자가 폐활량계를 통해 계속 호흡하기 때문에, 이 기법을 닫힌회로 방법이라고 한다.
- 만약 초기 헬륨농도와 최종 헬륨농도를 알고 있고, 또 초기 공기량을 측정할 수 있다면, FRC를 계산할 수 있을 것이다.

기법

- 환자는 앉은 자세를 취해야 한다.
- "스쿠버" 마우스피스와 코집게(노즈 클립)의 사용을 권장한다.
- 만약 환자가 천공된 고막을 가지고 있는 것을 알고 있다면, 귀마개(ear plug)를 사용할 수도 있다.
- 환자는 장비시스템에 익숙해지도록 30초–60초 동안 마우스피스로 숨을 쉰다.
- 휴식기 FRC(최종 일회호흡)에서, 환자는 장비시스템의 스위치를 올린다.
- 환자는 정상 일회호흡으로 숨을 쉰다.
- 산소소비에 맞추기 위해 산소를 첨가시킨다.(0.2–0.4 ℓ/분). 이를 통해 안정시 FRC 기준선을 달성한다.
- 헬륨농도는 적어도 15초 마다 관찰되어야 한다.
- 헬륨농도가 30초 이상 동안 0.02% 미만이면, 검사를 완료한다.
- 환자에게 느린 폐활량(ERV의 결정)을 수행하도록 지시한다.

헬륨희석법

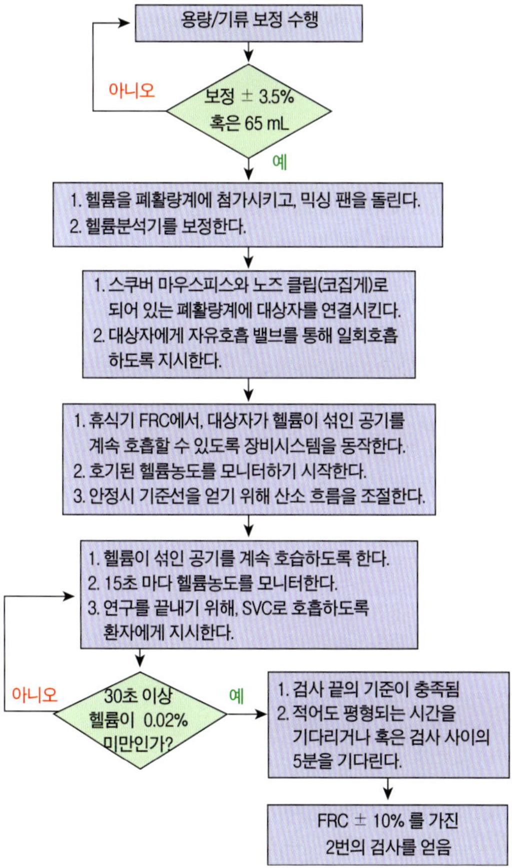
용량/기류 보정 수행
보정 ± 3.5%
혹은 65 mL
아니오
예
1. 헬륨을 폐활량계에 첨가시키고, 믹싱 팬을 돌린다.
2. 헬륨분석기를 보정한다.
1. 스쿠버 마우스피스와 노즈 클립(코집게)로 되어 있는 폐활량계에 대상자를 연결시킨다.
2. 대상자에게 자유호흡 밸브를 통해 일회호흡 하도록 지시한다.
1. 휴식기 FRC에서, 대상자가 헬륨이 섞인 공기를 계속 호흡할 수 있도록 장비시스템을 동작한다.
2. 호기된 헬륨농도를 모니터하기 시작한다.
3. 안정시 기준선을 얻기 위해 산소 흐름을 조절한다.
1. 헬륨이 섞인 공기를 계속 호습하도록 한다.
2. 15초 마다 헬륨농도를 모니터한다.
3. 연구를 끝내기 위해, SVC로 호흡하도록 환자에게 지시한다.
30초 이상
헬륨이 0.02%
미만인가?
아니오
예
1. 검사 끝의 기준이 충족됨
2. 적어도 평형되는 시간을 기다리거나 혹은 검사 사이의 5분을 기다린다.
FRC ± 10% 를 가진
2번의 검사를 얻음

헬륨희석법의 수용가능성 기준	
미국흉부학회: 폐용적 측정의 표준화, 2005	미국호흡관리협회: AARC 임상 지침: 정적 폐용적 2001 개정 및 업데이트
헬륨농도가 30초 동안 0.02% 미만으로 변할 때, 검사를 완료한다. 연구 동안 누출의 증거가 없어야 한다.	헬륨농도가 30초 동안 0.02% 미만으로 변할 때, 검사를 완료한다. 연구 동안 누출의 증거가 없어야 한다.

헬륨희석법의 재현성 기준	
미국흉부학회: 폐용적 측정의 표준화, 2005	미국호흡관리협회: AARC 임상 지침: 정적 폐용적 2001 개정 및 업데이트
한 번의 수용가능한 시도로도 충분하다. 만약 반복 연구가 수행되었다면, 연구 사이에서의 결정은 ± 10%를 기준으로 해야 한다.	2번의 수용가능한 시도를 수행해야 한다. 반복 연구를 수행할 때, 검사사이의 시간은 5분이나 혹은 헬륨농도가 평형을 이루는 시간이어야 한다. 시도 사이의 FRC 수치는 ± 10%이어야 한다.

질적 보증

- 만약 연구하는 동안 환자의 일회호흡의 비율과 깊이가 증가하면, CO_2(수산화 나트륨, 수산화 바륨) 흡수장치를 체크하고 재설치한다.
- He 미터 기록이 변하거나 불안정하다면, 물 흡수장치(황산칼슘)가 좋은지(자주색)를 확인한다.
- 만약 CO_2 흡수장치나 H_2O 흡수장치가 일렬로 배열하고자 한다면, CO_2 흡수장치 뒤에 H_2O 흡수장치를 배열해야 한다. (CO_2 이 수산화 나트륨이나 수산화 바륨과 반응할 때, 물이 생성된다.)
- 믹싱 팬의 속도는 수집된 공기를 균질화시킬 만큼 충분해야 하지만, 너무 빠른 속도는 좋지 못하다.

방정식

$$V_s = \frac{V_{He\ added}}{He_{init}}$$

$$FRC = V_s\left(\frac{He_{init} - He_{final}}{He_{final}}\right) - 0.10L$$

V_S	시스템 혹은 폐활량의 부피
He_{added}	시스템에 첨가된 He의 부피
He_{init}	초기 헬륨농도
He_{final}	최종 헬륨농도
0.10 L	부피 전환(환자가 시스템 안으로 들어갈 때 약간의 변화가 허용됨)

FRC와 RV를 측정하는 희석법의 제한점

- 입과 교통하는 폐의 공간만 측정한다.
- 폐쇄성 폐질환일 때 폐용적이 실제보다 낮게 나타날 수 있다.
  - 이 기법으로는 폐쇄된 곳의 먼쪽에 누적된 공기량을 측정할 수 없다.
- 어떤 환자들은 저하된 호흡능력(약간의 CO_2 정체)을 가질 수도 있다.

- He 희석법을 수행하는 동안, 고탄산혈증과 저산소증이 일어날 수도 있다.
- 천공된 고막은 환자의 평형감각을 고장나게 할 수도 있다.
- 누출은 검사 결과에 영향을 준다(예, 마우스피스, 기관절제튜브, 경기관 산소 등의 봉합 불능).
- 어떤 환자들은 느린 폐활량(SVC)을 얻는데 잘 협응할 수 없거나, 평형을 이룰 만큼 긴 타이트 씰(tight seal)을 유지할 수 없다.

체적변동기록법(plethysmography)

설명

- 체적변동기록장치는 환자를 안전히 감싸기 위해 챔버를 이용한다
- 문이 닫히면, 체적변동기록장치는 밀폐된다.
- 체적변동기록법은 흉부 가스용량(VTG)이라고 불리는, 가슴 속에 있는 모든 가스를 측정한다. 체적변동기록법은 폐쇄성 폐질환이나 제한성 폐질환과 상관없이 흉부 가스용량을 측정한다.
- 흉부 가스용량(VTG)는 휴식기 FRC에서 측정되고, BTPS에서 ℓ로 표기된다.

주요 개념

- $P_1(V_1) = P_2(V_2)$인, Boyle 법칙에 근거하여
  - 온도는 항상 일정하다.
  - 기도는 강체이다.
- Pascal 법칙 적용
  - 공기 흐름이 없을 때, 입에서의 압력은 폐포에서의 압력과 동일하다.

체적변동기록장치(plethysmograph)의 종류

압력식 체적변동기록장치

- 작고 빠른 부피 변화를 측정하는데 가장 적합하다.

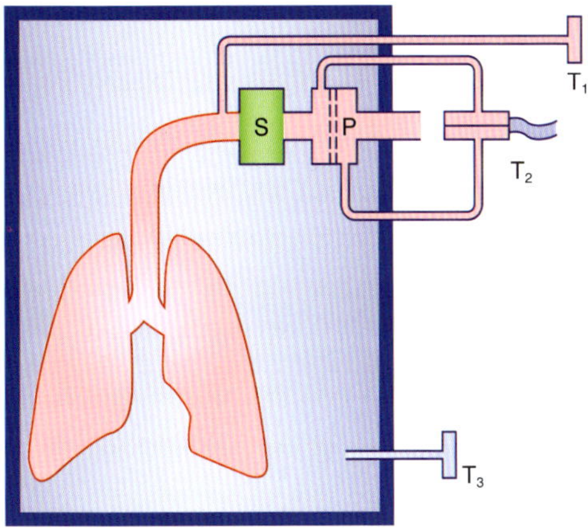

S = 개폐기
P = 호흡기류 속도계
T_1 = 마우스피스 변환기
T_2 = 감별 압력 변환기
T_3 = 상자 압력 변환기

용적식 체적변동기록장치

- 크고, 느린 부피 변화를 측정하는데 가장 적합하다.

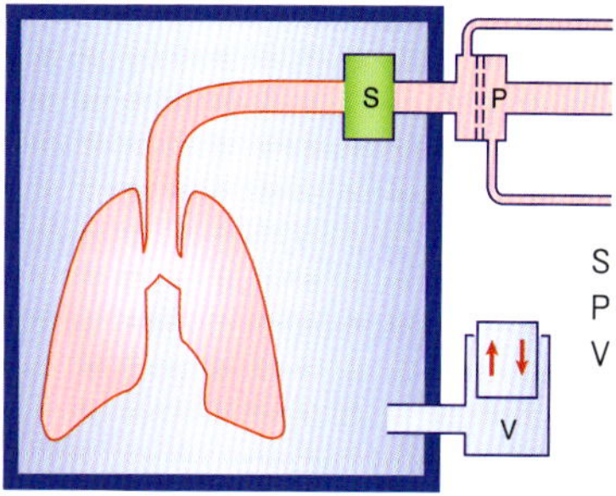

S = 개폐기
P = 호흡기류 속도계
V = 용적 변환 폐활량계

기류식 체적변동기록장치

- 체적변동기록장치 벽의 절대 강직은 필요하지 않다.
- 열성 평형을 가진 작은 문제
- 좋은 주파수 응답

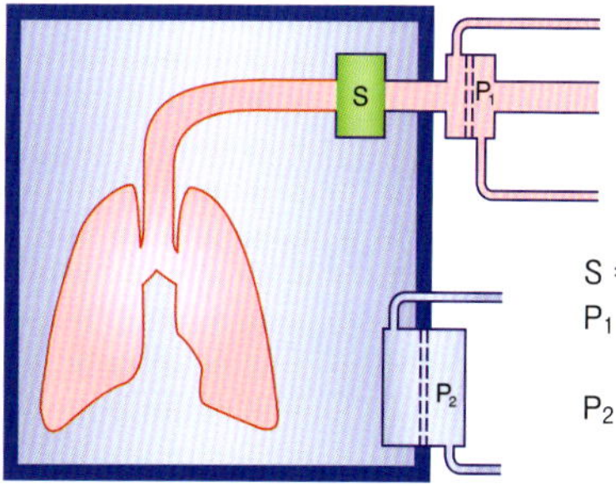

S = 개폐기
P_1 = 마우스형 호흡기류 속도계
P_2 = 기류측정형 호흡기류 속도계

체적변동기록장치(압력식과 기류식의 혼합형)

- 기류식 체적변동기록장치나 압력식 체적변동기록장치로서 기능할 수 있다.
- 체적변동기록장치 벽의 절대 강직은 필요하지 않다.
- 열성 평형을 가진 작은 문제
- 좋은 주파수 응답
- 빠르고 작은 부피 변화를 측정할 수 있다.

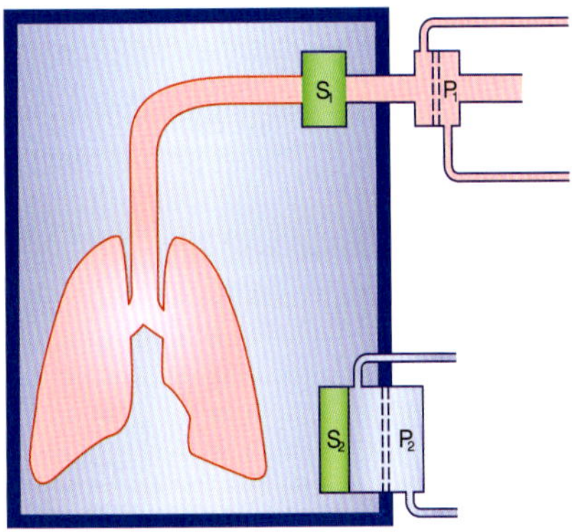

S_1 = 경구용 개폐기(mouth shutter)
P_1= 경구용 가스용적측정기(mouth pneumotachometer)
S_2 = 체적 변동 기록장치 개폐기(plethysmograph shutter)
P_2= 체적 변동 기록장치 가스용적측정기 (plethysmograph pneumotachometer)

기법

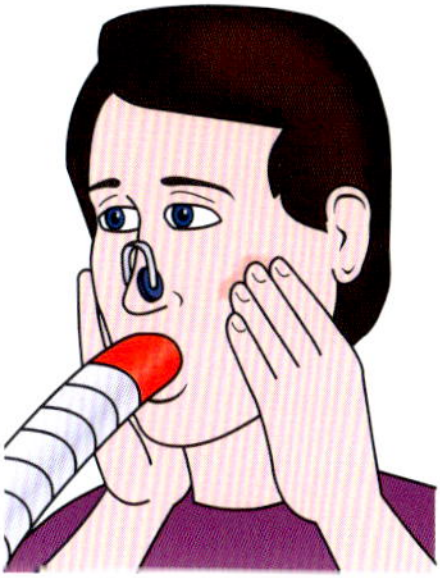

- 체적변동기록장치를 워밍업하는데 약간의 시간이 필요하고, 또 장치를 보정하는데 약간의 시간이 소요된다.
- 환자는 체적변동기록장치 안에서 앉은 자세를 취해야 한다.
  그리고 다음과 같은 절차를 환자에게 설명해야 한다:
  - 자세(팔꿈치를 몸통 옆에 붙이고 앉은 자세를 취한다. 이때 등을 곧바르게 하고 몸통이 체적변동기록장치의 벽에 닿지 않아야 한다.)
  - 뺨을 고정한다.
  - 헐떡거림을 시도한다.
- 호흡기류 속도계의 높이나 위치를 조절한다.
- 환자에게 헐떡임을 하도록 주문하고, 또 느린 폐활량 호흡을 하도록 주문한다.
- 노즈 클립을 착용하고, 체적변동기록장치의 문을 닫는다.
- 적절한 열성 평형 시간을 허용해야 한다(약 90−120초). 열성 평형을 기다리는 동안, 환자에게 헐떡임을 주문한다.
- 환자에게 마우스피스/호흡기류 속도계를 접속하도록 주문하고, 또 뺨을 고정하도록 주문한다.
- 환자는 휴식기 FRC 기준선이 설정될 때까지 일회호흡을 해야 한다.
- 휴식기 FRC에서, 환자에게 헐떡임을 시도하도록 교육한다.
  ±10 cmH_2O의 압력에서 흉부 가스용량(V_{TG}) 결정을 위해 60Hz나 초당 1번 헐떡임을 한다.
- 일단 수용가능한 헐떡임 고리가 얻어지면, 개폐기를 열어야 하고 또 환자는 느린 폐활량을 수행해야 한다.(ERV 결정)

체적변동기록법

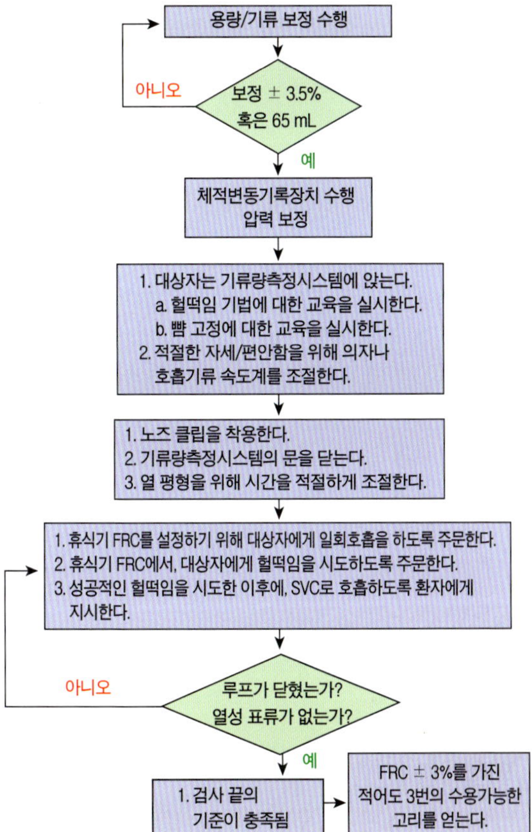
용량/기류 보정 수행
보정 ± 3.5%
혹은 65 mL
아니오
예
체적변동기록장치 수행
압력 보정
1. 대상자는 기류량측정시스템에 앉는다.
a. 헐떡임 기법에 대한 교육을 실시한다.
b. 뺨 고정에 대한 교육을 실시한다.
2. 적절한 자세/편안함을 위해 의자나
호흡기류 속도계를 조절한다.
1. 노즈 클립을 착용한다.
2. 기류량측정시스템의 문을 닫는다.
3. 열 평형을 위해 시간을 적절하게 조절한다.
1. 휴식기 FRC를 설정하기 위해 대상자에게 일회호흡을 하도록 주문한다.
2. 휴식기 FRC에서, 대상자에게 헐떡임을 시도하도록 주문한다.
3. 성공적인 헐떡임을 시도한 이후에, SVC로 호흡하도록 환자에게
지시한다.
루프가 닫혔는가?
열성 표류가 없는가?
아니오
예
1. 검사 끝의
기준이 충족됨
FRC ± 3%를 가진
적어도 3번의 수용가능한
고리를 얻는다.

수용가능성과 재현성의 기준	
미국흉부학회: 폐용적 측정의 표준화, 2005	미국호흡관리협회: AARC 임상 지침: 정적 폐용적 2001 개정 및 업데이트
수용가능성 선이 열성 표류 없이 거의 겹쳐져야 한다. 고리는 닫혀 있거나 거의 닫혀 있어야 한다.	**수용가능성** 고리는 닫혀 있거나 거의 닫혀 있어야 한다. 열성 표류가 없어야 한다.
재현성 3~5번이 수용가능한 헐떡임을 시도한다. FRC_{pleth} 수치는 시도 사이에서 ±5%이어야 한다.	**재현성** 적어도 3번 이상의 수용가능한 헐떡임을 시도한다. FRC_{pleth} 수치는 시도 사이에서 ±5%이어야 한다.

질적 보증

올바른 헐떡임(팬트) 시도

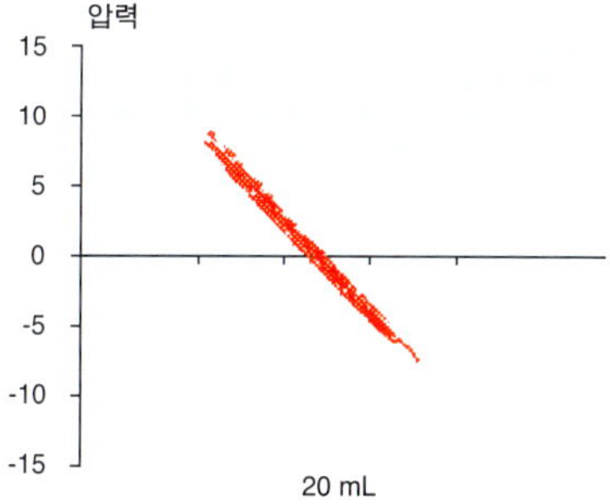

너무 과도한 노력

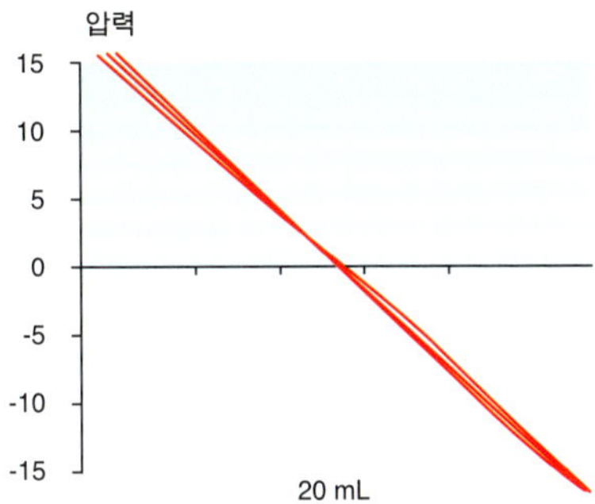

너무 부족한 노력

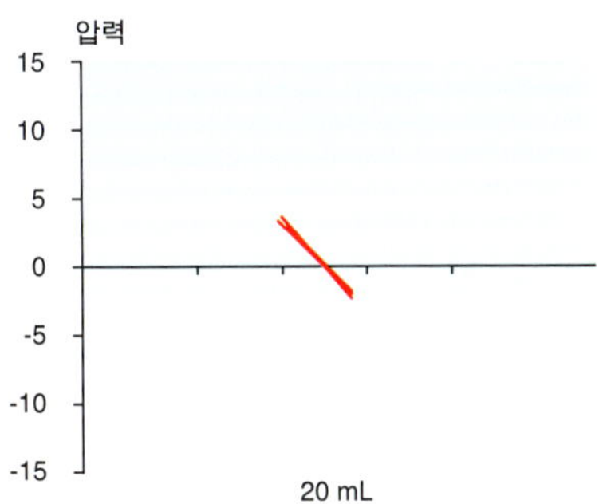

열성 표류

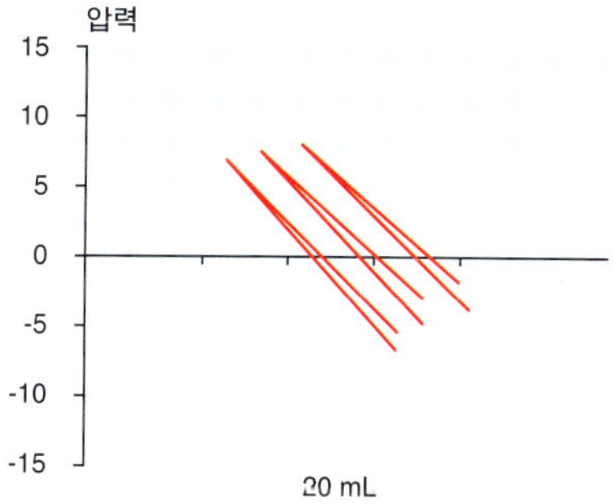

헐떡임 동안 성문 닫힘

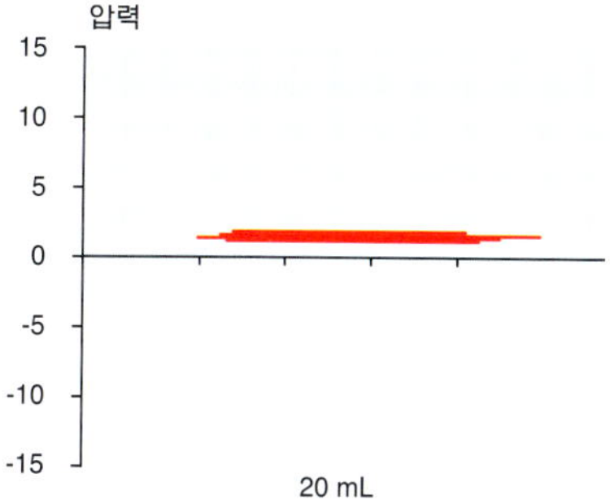

체적변동기록장치 압력 변환기의 소실

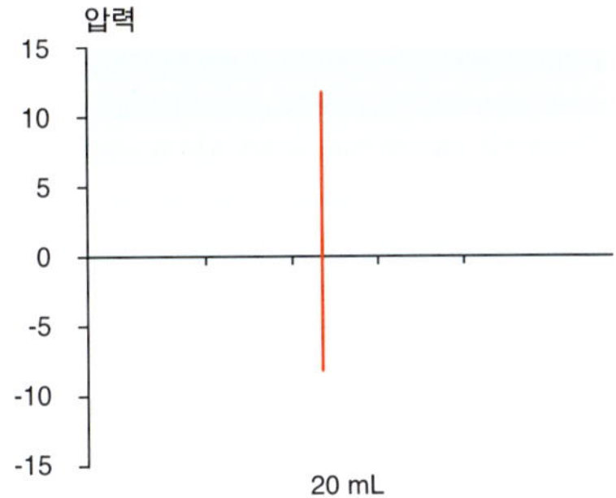

체적변동기록법의 제한점

- 폐소공포증을 가진 환자들은 체적변동기록장치 안에 들어갈 수 없을 것이다.
- 체적변동기록장치 안으로 들어갈 수 없을 만큼 뚱뚱한 사람 (체적변동기록장치의 벽에 사람의 몸이 닿아서는 효율적인 기록을 얻을 수 없다.)
- 저산소증으로 인해 산소치료를 받고 있는 사람
- 헐떡임을 올바르게 수행할 수 없는 사람
- 체적변동기록장치의 문이 닫힌 후, 온도 평형을 얻는데 오랜 시간이 걸릴 수 있고, 또 측정을 시작하는데 오랜 시간이 걸릴 수 있다.

방사선촬영 기법

흉부 X선의 후전 기법과 측면 기법

- 측면기를 이용한 폐용적의 면적 측정. 이 방법은 X 선상에서 공기가 차 있는 공간을 추적함으로서, 면적을 계산한다.
- 폐용적을 측정하는 타원 기법. 이 기법은 공기가 차 있는 공간을 타원으로 나눈다. 전체 용적을 결정하기 위해 각 타원 영역을 더한다.

CT(computerized tomography)

- 폐용적을 측정할 수 있다.
- 수포성 폐질환이나 공간섬유 병변을 고려해야 한다.

MRI (magnetic resonance imaging)

- 폐용적을 측정할 수 있지만, 비용이 비싼 편이다.

질환에 따른 변화

	FRC	RV	RV/TLC
천식	⇧	⇧	⇧
공기증	⇧	⇧	⇧
기관지염	⇧	⇧	⇧
사르코이드증	⇩	⇩	⇩ 혹은 정상
석면증	⇩	⇩	⇩ 혹은 정상

의미

■ FRC와 RV의 증가
- 폐쇄성 폐질환
- 폐쇄성 폐질환으로인한 공기 누적이나 과도 팽창

■ FRC와 RV의 감소
- 제한성 폐질환
- 등뼈 문제(예; 뒤굽음증, 뒤굽음옆굽음증, 비만)
- 수술적 중재(예; 엽절제술, 폐절제술)
- 신경근육성 질환(예; 소아마비, 중증 근무력증)

단회 호흡에서의 일산화탄소 확산능력(D_LCO)

설명

D_LCO로 알려진, 확산 능력은 가스교환하는 폐의 능력을 평가하는데 이용된다. 사람들은 이상적으로 산소와 이산화탄소(carbon dioxide)를 교환하는 폐의 능력을 측정하고 싶어 한다. 그러나 이들 가스는 확산되고 관류된다. 일산화탄소(CO)는 확산이 제한된 가스이기 때문에 큰 용량이 생리적으로 존재하지 못한다.

D_LCO 검사는 폐포의 모세혈관막을 가로지르는 가스(확산이 제한된)의 이동을 측정하는 것이고, 종종 전이인자(transfer factor)로써 간주된다. 모세혈관막, 간질공간, 혈액용적, 그리고 헤모글로빈에 영향을 주는 질환들은 이 검사의 결과에 영향을 준다. 이 검사의 결과는 건조 상태의 표준온도와 압력(STPD)에서 "mL/min/mm Hg"로 표기된다.

주요 개념

- 헤모글로빈에 대한 일산화탄소(CO)의 친화력은 산소의 것보다 210배나 크다.
- 정상적으로, CO는 혈관에서 생리적으로 나타나지 않는다.(흡연자나 도시환경에서 생활하는 사람을 제외하고)
- 혈액에 의한 CO의 흡수는 폐포 모세혈관막을 가로지르는 컨덕턴스와 압력 경사(폐포-혈액)에 비례한다.
- CO 폐포 모세혈관막 컨덕턴스에는 막의 컨덕턴스는 물론 혈장과 적혈구막을 통한(CO의 결합반응) 컨덕턴스가 포함된다.

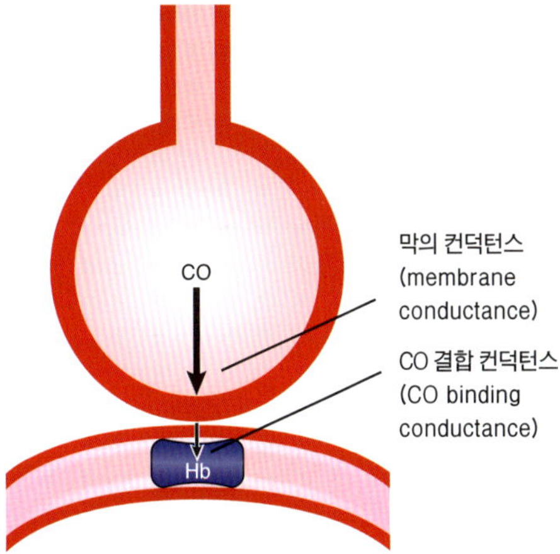

$$\frac{1}{D_L CO} = \frac{1}{D_m} + \frac{1}{\theta V_c}$$

D_m–막 전도성
θ–CO 화학반응비율
V_c–모세혈관 용적

- 전형적인 D_LCO 가스 혼합물:
  - 0.3% CO
  - 21% O_2
  - 10% He
    (어떤 시스템은 VA를 측정하기 위해 CH_4나 Ne를 사용한다.)
  - N_2 균형

확산능력 검사(AARC 임상 직무 지침: 단회호흡 일산화탄소 확산능력 검사, 1999)를 위한 적응증

- 실질성 폐질환(특발성 폐섬유종, 폐쇄세기관지기질화폐렴, 먼지와 관련된 폐질환)의 평가와 추후관리; 간질성 폐질환과 관련된 불능의 정량화
- 낭성 섬유종, 공기증의 평가와 추후 관리; 천식, 기관지염 및 공기증 환자 사이의 구분과 불능의 정량화
- 심혈관질환(일차 폐동맥 고혈압, 급성 혹은 재발성 혈전색전증, 혹은 폐부종)의 평가와 추후관리;
- 전신성 질환(예; 류마티스성 관절염, 전신성 루퍼스)과 관련된 폐 문제의 평가
- 폐 기능장애의 원인으로 알려진 화학치료나 다른 약물치료 (예; amiodarne bleomycin)의 효과에 대한 평가
- 폐출혈의 평가
- 폐 감염(폐포자충)의 조기 시작에 대한 평가
- 폐질환 환자가 운동하는 동안, 산소 불포화반응에 대한 평가

사전검사에 대한 환자교육

- 검사하기 전, 격렬한 운동을 피한다.
- 검사하기 전, 과식을 피한다.
- 검사하기 전 24시간 동안, 흡연을 하지 않는다. 만약 대상자가 담배를 피우고 있다면, 동맥혈가스를 추출하여 COHb%를 측정한다.
- 검사하기 전 4시간 동안, 음주를 하지 않는다.
- 대상자는 검사하기 전 10분 동안, 보충 산소로 호흡해서는 안 된다.

설명

대상자는 스쿠버 마우스피스를 입에 물고 노즈 클립을 착용한다. 초기에는 호흡실에 들어가고, 밸브시스템을 통해 호흡을 조절한다. 대상자에게 잔기량만 남길 수 있도록 완벽하게 호기하도록 주문한다. 밸브를 열고, TLC로 가기 위해 검사 가스를 빠르게 흡기하도록 주문한다. 그런 다음 10초 동안 호흡을 멈추도록 주문한다.(대개 밸브를 닫는다.) 밸브를 연 후, 다시 RV를 위해, 대상자에게 빠르게 호기하도록 주문다.

CO의 초기 농도와 최종 농도를 측정하고, 흡기된 공기량과 호기된 공기량도 측정한다. 검사 가스 혼합물(He, CH_4, Ne) 속의 비활성 가스를 사용한다. 이 비활성 가스는 희석 폐용적(V_A)을 측정하기 위한 비활성 추적가스로 써 이용되며, 이 방법은 단회호흡 희석법을 이용한다. D_LCO 방정식에다 이들 수치를 대입하여, 확산을 계산한다.

기법

- 대상자는 검사하기 전에 5분간 앉아 있어야 한다. 그리고 검사하는 과정에도 앉아 있어야 한다.
- 노즈 클립을 착용하고, 타이트 씰을 유지하면서 마우스피스를 입으로 문다. 만약 필요하다면, 스쿠버 마우스피스를 이용할 수도 있다.
- 대상자가 장비에 익숙해질 수 있도록 충분한 시간을 제공한다.
- 대상자에게 TLC를 위해 깊게 흡기하도록 지시한 후, RV(잔기량)만 남기도록 천천히 호기하도록 지시한다.
- RV에 도달하면, TLC를 위해 깊게 흡기하도록 지시한다. 그리고 호흡을 중단(8-12초)하도록 지시한다.
- IVC는 사전에 측정한 VC의 85%와 같아야 한다. 흡기시간은 4초를 넘어서는 안 된다.
- 호흡을 중단하는 동안, 대상자는 개폐기를 닫고 이완해야 한다. 대상자는 닫힌 밸브/개폐기(Müller 기법)로 능동적인 흡기를 해서는 안 되고, 또 닫힌 밸브/개폐기(Valsalva 기법)를 통해 호기해서도 안 된다.

- 10초 호흡중단(±2초) 후, 대상자는 RV를 위해 완벽하게 호기를 해야 한다. 호기는 부드럽게 이루어져야 한다. 호기 시간은 4초를 초과해서는 안 된다.
- 대상자가 RV만 남기고 호기를 하면, 검사를 종료한다. 마우스피스를 대상자로부터 떼어내고 환자를 이완시킨다.
- 만약 반복 검사가 필요하다면, 검사 사이의 휴식시간으로써 적어도 4분의 여유를 둔다.

D_LCO

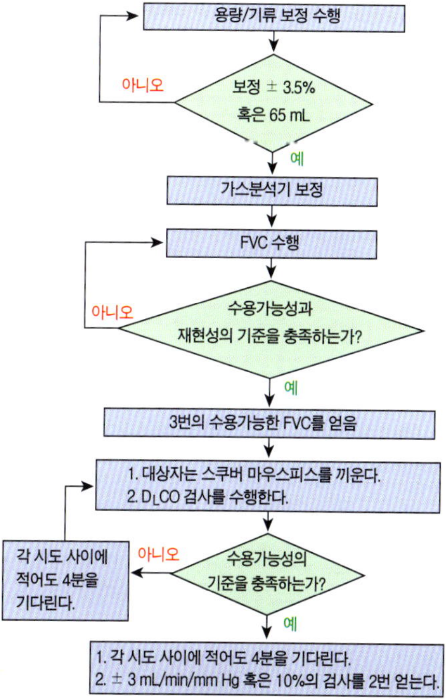

수용가능성의 기준		
	단회호흡의 표준화: 폐의 일산화탄소 흡수의 결정, ATS 2005	AARC 임상 지침: 단회호흡 확산능력, 1999
흡기량(IVC)	적어도 사전에 측정한 VC의 85%는 되어야 한다. 흡기시간은 "4초 이하"라야 한다.	적어도 사전에 측정한 VC의 90%는 되어야 한다. 흡기시간은 "2.5초 이하"라야 한다. (건강한 사람) 그러나 COPD 환자의 경우는 "4초 이하"라야 한다.
호흡 중단	호흡중단시간은 10초(±2)이어야 한다. 호흡중단 동안 Müller 시도나 Valsalva 시도를 해서는 안 된다.	호흡중단시간은 9–11초(±2)이어야 한다. 호흡중단 동안 Müller 시도나 Valsalva 시도를 해서는 안 된다.
호기 시도	부드럽고 지속적인 호기를 해야 한다. 호기시간은 "4초 이하"라야 한다.	
샘플 수집	0.75–1.0 *l* 의 세척용량 (만약 VC가 2.0 *l* 이하이면, 0.5 *l*) 0.5–1.0 *l* 의 샘플 용량 (만약 VC가 2.0 *l* 이하이면, 0.5 *l*)	0.75–1.0 *l* 의 세척용량 (만약 VC가 2.0 *l* 이하이면, 0.5 *l*)
검사 사이의 휴식 시간	4분 정도	4분 정도

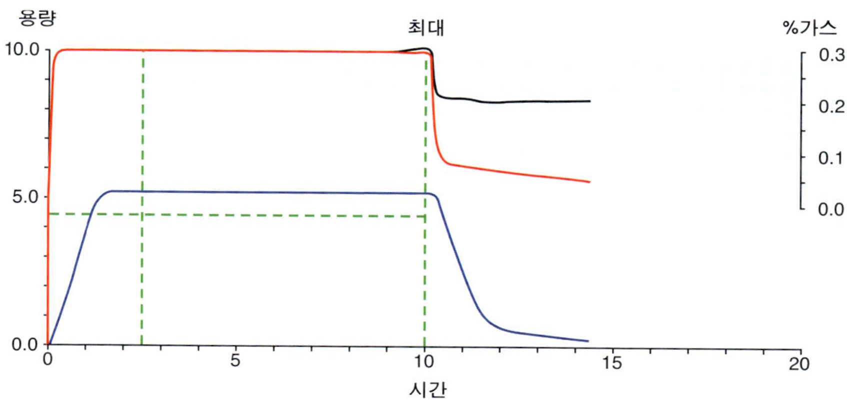
용량
10.0
5.0
0.0
최대
%가스
0.3
0.2
0.1
0.0
0
5
10
15
20
시간

호흡중단시간 계산하기

호흡중단시간은 D_LCO을 계산하는데 있어 중요한 역할을 한다(D_LCO 방정식의 분모). 가스 평형을 이루는데 더 많은 시간이 요구될 때, 더 많은 CO가 헤모글로빈에 결합될 것이다. 흡기와 호기 모두는 헤모글로빈이 CO에 결합되는데 몇 초간의 시간이 요구될 것이다. 그러므로 호흡중단시간을 계산할 때 이런 시간을 고려해야 한다. 미국 흉부학회와 미국 호흡관리 협회는 호흡중단시간을 계산하는데 있어, Jones-Meade 기법을 추천한다.

Jones-Meade 기법

- 흡기 시작은 흡기 시작 후 0.30초 이내에 일어난다.(흡기시간의 70%)
- 호흡의 끝은 호기를 하는 동안 0.50초 지점에서 일어난다. (호기시간의 50%)

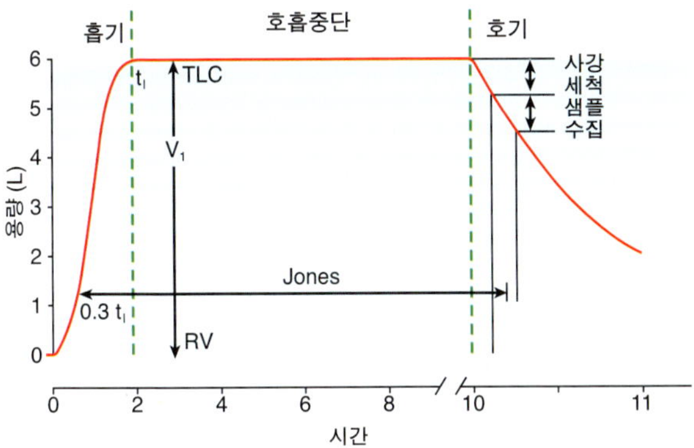

Ogilvie 기법

Ogilvie 기법은 순수한 도수 폐활량 측정시스템(마이크로컴퓨터에 접속되지 않음)을 이용할 때, 유용한 단순화된 방법이다. 이 기법은 가스 수집이 이루어지는 시점까지의 모든 흡기시간과 호기시간을 포함하고, 도수 폐활량 측정시스템을 사용할 때 쉽게 수행된다.

호흡중단시간을 결정하는 Ogilvie 기법이 D_LCO를 과도하게 평가할 수 있기 때문에, 느린 속도로 호흡하는 대상자일 경우에는 이 기법을 권장하지 않는다.

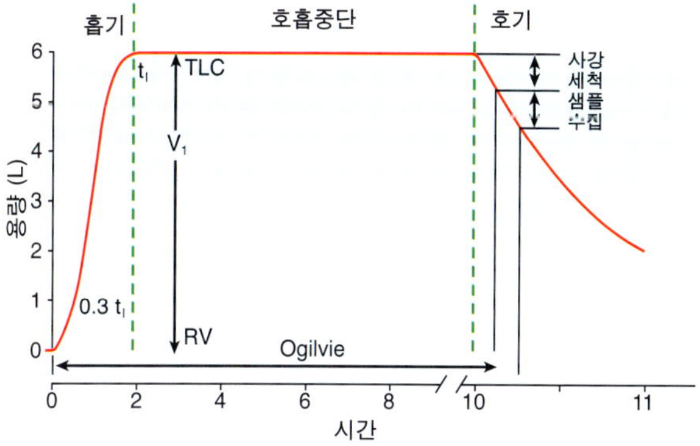

호흡중단 시간의 선택

많은 전산화된 폐활량 측정시스템은 기술자들로 하여금 소프트웨어 내에서 호흡중단시간을 선택하도록 만든다. 중요한 것은 Jones-Meade 기법이 소프트웨어(ATS나 AARC의 권장사항)에 의해 선택되거나 이용된다는 것을 여러분이 기술자로서 증명하는 것이다. 이것은 D_LCO 검사 내의 "설정(set-up)" 스크린이나 혹은 주요 시스템 메뉴를 통해 이루어진다.

재현성의 기준	
단회호흡의 표준화: 폐의 일산화탄소 흡수의 결정, ATS 2005	AARC 임상 지침: 단회호흡 확산능력, 1999
적어도 2번 이상 수용가능한 검사 3 mL/min/mm Hg 혹은 10%의 D_LCO 수치	2번 이상 수용가능한 검사 3 mL/min/mm Hg 혹은 10%의 D_LCO 수치

D_LCO 예측의 방정식과 교정

폐포 용적

$$V_A = \left(IVC \left(\frac{He_I}{He_E} \right) \right) STPD \text{ 인자}$$

V_A	폐포용적
IVC	흡기량
He_I	초기 헬륨농도
He_E	호기 헬륨농도

단회호흡 확산 방정식(D_LCO 방정식)

$$D_LCO = \left(\frac{(V_A) \times 60}{((P_B) - 47)T} \right) \times ln \left(\frac{F_ACO_I}{F_ACO_E} \right)$$

V_A	폐포용적
P_B	기압
T	호흡중단 시간
F_ACO_I	초기 일산화탄소농도
F_ACO_E	호기 일산화탄소농도

온도와 P_B에 근거된 STPD 인자

올라간 COHb

$$D_LCO \quad 예측 = D_LCO \quad 예측 \times (102\% - COHb\%)$$

높이 교정

$$D_LCO \quad 예측 = \frac{D_LCO \quad 예측}{(1+0.0031)(P_IO_2 - 150)}$$

비정상 헤모글로빈을 위한 조절(빈혈이나 적혈구혈증)

$$D_LCO \quad 예측 = D_LCO \quad 예측 \left(\frac{1.7 \times Hb}{10.22 + Hb}\right)$$

15세 미만의 아동과 여성을 위한 조절

$$D_LCO \quad 예측 = D_LCO \quad 예측 \times \left(\frac{1.7 \times Hb}{(9.38 \times Hb)}\right)$$

정상 수치

D_LCO 25 – 40 mL/min/mm Hg는 정상 범위에 속한다.

결과 해석

비정상 D_LCO에 대한 혈액용적이나 헤모글로빈

D_LCO의 증가	D_LCO의 감소
혈액용적 증가 운동 검사 동안, 누운 자세 호흡중단 동안 Müller 시도 왼쪽에서 오른쪽으로 문합 천식 *Hb 증가* F_IO_2 감소(Hb 결합 변화) 적혈구증가증	*혈액용적 감소* 폐색전 호흡중단 동안 Valsava 시도 *Hb 감소* 빈혈 COHb 증가 F_IO_2 증가(Hb 결합 변화)

D_LCO 감소를 일으키는 폐포용적이나 폐포모세혈관막

폐포용적 감소

- 잘못된 흡기시도
- 등뼈 변형(예; 뒤굽음옆굽음증, 뒤굽음증)
- 폐 절제(예; 엽절제술, 쐐기절제)
- 공기증(표면적의 감소)

폐포모세혈관막의 변화

- 간질성 폐질환(예; 사르코이드증)
- 폐부종
- 폐동맥 고혈압
- 간질성 폐섬유종

단회호흡 질소세척검사(S_BN_2), Fowler 분포검사, 단회호흡 산소검사법(S_BO_2)

설명

단회호흡 질소세척 검사(S_BN_2)는 가스가 폐속에서 어떻게 분포되는지를 측정하는 방법을 제공한다. 이 방법은 가스가 얼마나 고르게 분포되어 있는지(750 – 1250 mL 사이의 N_2 Δ와 단계 Ⅲ의 기울기)를 알아볼 수 있는 해부학적 사강은 물론, 폐 바닥에서 기도 폐쇄가 일어날 때의 용적을 의미하는 폐쇄용적(단계 Ⅳ)을 결정하는데 유용하다.

대상자는 폐활량측정장비에 스쿠버 마우스피스와 노즈 클립을 연결한 후 검사를 시작한다. 초기에는 밸브 시스템을 통해 호흡실에서 호흡하도록 지시한다. 교육이 마무리되면, 대상자는 잔기량만을 남기기 위해 완전히 호기를 한다. 잔기량만 남았을 때, 대상자는 밸브를 열고 총폐용량을 얻을 때까지 100%의 산소를 흡입한다. 총폐용량시에는, 호흡중단 없이, 대상자는 다시 잔기량만 남길 때까지 천천히 호기를 한다.(0.3 – 0.5 L/sec 사이의 공기흐름에서) 호기를 하는 동안, 호기용적과 질손농도를 측정한다. N_2와 호기용적의 그래프를 그린다.

주요 개념

검사의 주요 적용:

- 환기 균질성의 평가
- 닫힌 폐용적과 닫힌 폐용량의 측정
- 해부학적 사강의 측정

검사는 좋은 지도와 좋은 환자 협조가 필요하다.

- TLC에서 RV까지의 호기 동안(0.3−0.5 ℓ /sec), 일정한 낮은 기류가 이 검사의 신뢰성을 위해 요구된다.

대상자는 순수 산소를 흡기한다; 호기된 질소농도를 측정한다.

검사의 단계

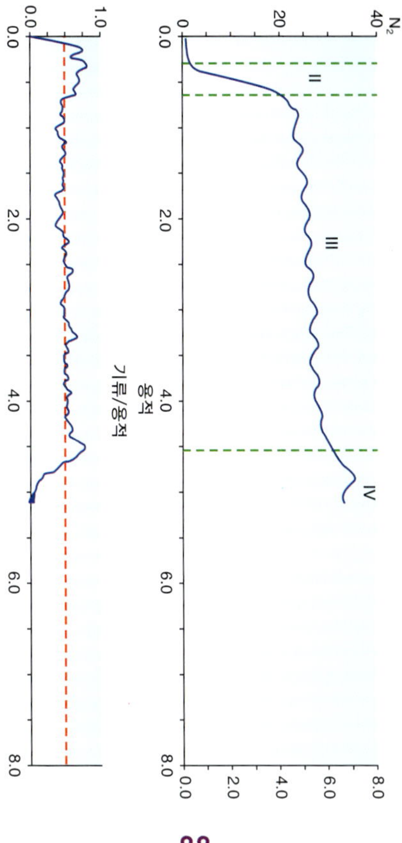

단계 I

- 이 검사의 초반부가 첫 단계이다.
- 호기된 질소농도의 변화가 없다.
- 해부학적 사강을 의미한다.
    - 마지막 가스가 들어가고 첫 가스가 나온다.

단계 II

- 질소농도가 빠르게 올라간다.
- 폐포가스와 사강 가스의 혼합을 의미한다.

단계 III

- 호기된 질소농도의 기울기가 상대적으로 일정하다.
    - 이 단계(750-1250 ㎖)의 기울기로 환기의 균질성을 평가할 수 있다.
- 폐포성 고평부(폐포 가스)를 의미한다.

단계 IV

- 폐쇄용적
    - 질소농도가 갑자기 증가한다.
- 폐바닥의 폐쇄로 인해 폐첨부는 텅 비어 있게 된다.
    - 폐첨은 더 많은 사강 가스를 함유한다.(질소가 풍부함)

기법

- 검사를 어떻게 수행하는지를 대상자에게 알려준다.
- 대상자는 마우스피스를 연결하고 노즈 클립을 착용한다. 대상자가 마우스피스를 타이트하게 봉합할 수 없다면, 스쿠버 마우스피스를 연결할 수도 있다.
- 대상자에게 일회호흡을 3-4번 하도록 지시한다.
- 대상자에게 잔기량만 남길 수 있도록 완전히 호기하도록 주문한다.
- 순수 산소를 흡입하도록 스위치를 올린 후, 대상자에게 총폐용량까지 빠르게 흡기하도록 주문한다.
- 총폐용량에 도달하면, 느리게 호기하도록 주문한다.(TCL에서 호흡을 중단하지 않는다.)
- 호기 흐름(0.3-0.5 ℓ/초)을 유지한다.
- 잔기량만 남길 수 있도록 대상자에게 완전히 호기하도록 주문한다.
- 잔기량에 도달하면, 검사를 완료한다.

환기 균질성의 평가

- 750–1250 mL(N_2 Δ)사이에서의 N_2% 변화
  - 정상수치 1.5%–3%
- 증가된 N_2 Δ
  - 폐의 채움 손상
  - 폐쇄성 폐질환

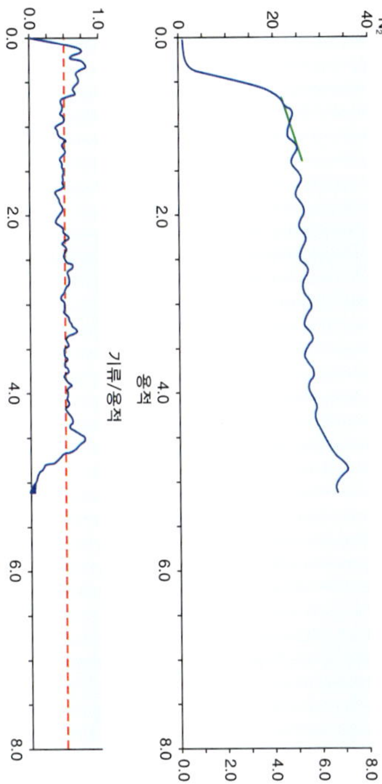

폐쇄용적과 폐쇄용량

단회호흡 산소검사법(S_BO_2)의 단계 Ⅳ

- 폐쇄용적(CC)은 폐활량(VC)의 백분율로 표기됨

$$CV = \left(\frac{CV}{VC}\right) \times 100$$

- 폐쇄용량(CC)은 총폐용량(TLC)의 백분율로 표기됨

$$CC = \left(\frac{CV}{TLC}\right) \times 100$$

- 정상수치
  - CV는 약 10%–20%
  - CC는 약 30%
- 증가된 CV나 CC
  - 초기 기도 폐쇄
  - 초기 COPD
  - 고령자
  - 제한성 폐질환

해부학적 사강의 평가

단회호흡 산소검사법(S_BO_2)으로부터의 단계 I 용적

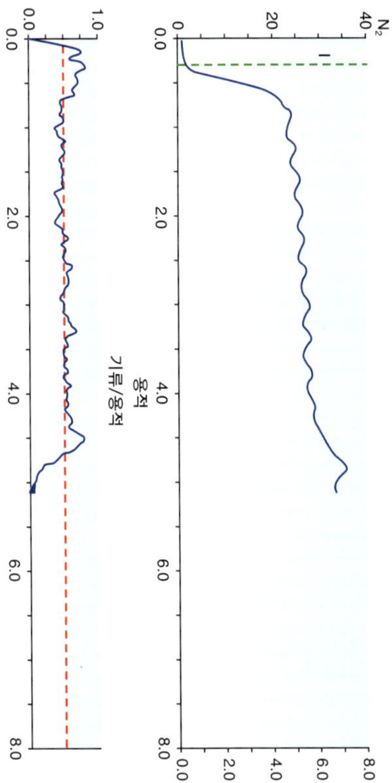

총폐용량(TLC)의 결정

총폐용량은 호기된 N_2 곡선 아래의 면적을 적분함으로써 얻어질 수 있다. 이것은 측면기나 전산으로 면적을 환산하는 컴퓨터 시스템에 의해 이루어질 수 있다. 잔기량은 총폐용량에서 폐활량을 뺀 값이다.

수용가능성의 기준

- 평균 호기 흐름속도는 0.5 ℓ/초 미만이어야 한다.
- 500 mL 이후, 300 mL 이상을 위해, 호기 흐름은 0.7 ℓ/초를 초과해서는 안 된다.
- 호기성 폐활량(VC)과 흡기성 폐활량(VC)은 ±5% 혹은 200 mL 이어야 한나.
- 심장진동은 최소로 일어나야 한다; 심장진동을 최소화하기 위해, 호기 흐름을 증가시킨다.(그러나 0.5 ℓ/s를 초과해서는 안 된다.)

재현성의 기준

- 검사는 수용가능성 기준을 충족한다.
- 호기 VCs는 ±5% 혹은 200 mL이다.
- CV와 CC는 ±10%이다.

기관지폐 자극검사

설명

기관지폐 자극검사는 유발인자(메타콜린이나 히스타민)의 적용, 차고 건조한 공기의 과환기, 혹은 기관지 과활동을 유발시키기 위한 운동 등으로 이루어진다. 기관지폐 자극검사는 정상 폐활량 측정법을 가지지만, 기도의 과반응의 증상을 가진 환자에게 적용된다. 또한 이들 방법들은 기도 반응의 변화나 반응 정도를 정량화하는데 도움을 줄 수 있다.

메타콜린 자극검사

설명

메타콜린 자극검사는 과반응성 기도인지를 확인하는데 이용되는 하나의 방법이다. 이 기법은 점진적으로 메타콜린의 복용을 증가시킨다. (복용량을 2배 정도 증가시킴.) 메타콜린은 콜린성 기관지 수축제이다. 이 약은 폐의 신경섬유를 자극함으로써 작용하고, 민무늬근을 수축시킨다.

환자는 기준선 폐활량측정법을 수행함으로써 이 연구를 시작한다. 그런 다음, 환자에게 식염수(normal saline)을 첨가한 분무치료(SVN)를 적용한다. 그 다음, 60−90초 이후에 다른 폐활량 측정검사를 실시한다. 이번에는 환자에게 더 많은 메타콜린을 복용시키고, 양성 반응인 FEV_1이 20%쯤 감소되었을 때, 다음의 폐활량 측정검사를 실시한다.

양성 결과가 나타나면, 기관지확장제(예; albuterol, metaproterenol)를 복용하고, 환자가 기준선을 회복되도록 폐활량 측정검사를 다시 수행한다.

메타콜린 기관지자극검사의 적응증	
미국 흉부학회: 메타콜린 자극 검사와 운동자극검사에 대한 지침-1999	호흡관리를 위한 미국호흡관리협회 임상 직무 지침: 메타콜린 자극검사 2001 개정과 업데이트
기도 반응성을 평가한다. 전/후 폐활량 측정이 음성이거나 의심스러울 때, 천식을 평가한다. 천식의 증상을 가졌을 때, 기도 반응성을 평가한다. (차가운 공기 노출 이후, 운동 이후, 알러지 노출 이후, 작업장에서의 흡입제 노출 이후, 그리고 호흡감염이 있을 때, 숨을 쌕쌕거리거나 가슴이 답답해지는 느낌) 작업성 천식을 평가한다. 천식을 발달시키는 위험요소를 평가한다.	기도 과민성(천식)의 진단을 배제할 필요가 있음. 작업성 천식을 평가한다. 기도 과민성의 정도를 평가할 필요가 있음. 천식 위험요소의 평가가 필요함. 치료적 중재의 반응을 평가한다.

메타콜린 기관지자극검사의 적응증	
미국 흉부학회: 메타콜린 자극 검사와 운동자극검사에 대한 지침-1999	**호흡관리를 위한 미국호흡관리협회 임상 직무 지침: 메타콜린 자극검사 2001 개정과 업데이트**
절대 금기증 심한 기도 제한 (FEV$_1$ < 50%, 혹은 < 1.0 L) 지난 3개월 이내에 심장발작이나 뇌졸중을 경험했을 때 조절이 되지 않는 고혈압 (수축기 > 200 mm Hg, 확장기 > 100 mm Hg) 대동맥 동맥류가 있을 때	**절대 금기증** 환기 문제가 있을 때 (FEV$_1$ < 50%, 혹은 < 1.0 L) 질적 폐활량 측정을 수행할 수 없을 때 대동맥 동맥류나 대뇌 동맥류가 있을 때 조절이 되지 않는 고혈압 (수축기 > 200 mm Hg, 확장기 > 100 mm Hg)
상대 금기증 중간 정도의 기도 제한 (FEV$_1$ < 60%, 혹은 < 1.5 L) 질적 폐활량 측정을 수행할 수 없을 때 임신 수유 중일 때 콜린에스트라제를 사용하고 있을 때	**상대 금기증** 환기 문제가 있을 때 (FEV$_1$ > 50%, 혹은 > 1.5 L 이지만, < 60%가 예측될 때) 질적 폐활량 측정을 수행할 수 없을 때 약복용후, 뚜렷한 희석 반응이 있을 때(> 10% FEV$_1$가 기준선으로부터 감소되었을 때) 2~6주 이전에 상기도나 하기도 감염이 있었을 때 콜린에스트라제를 사용하고 있을 때 임신 수유중일 때

사전검사 환자 교육

메타콜린 자극검사는 기관지 과민반응을 유발하는 방법 중의 하나이다. 만약 환자가 기관지확장제를 처방받고 그것을 복용하고 있다면, 그 약들은 검사의 결과에 영향을 줄 수 있다. 그러므로 연구를 하기 전에 기관지확장제의 복용을 중단하도록 환자를 교육시키는 것이 중요하다.

약복용 중단	
단기간의 기관지확장제(예; albuterol, metaproterenol)	6–8 시간
장기간 작용하는 기관지확장제(예; salmeterol, formoterol)	48 시간
항콜린성 인자(ipratroprium)	24 시간
장기간 작용하는 항콜린성 인자(tioroprium)	1주 이상
경구용 β_2 아드레날린성 인자	24 시간
테오필린(Theophyllines)	12–48 시간
류코드리엔 조절제(Leukotriene modifiers)	24 시간

다른 사전 검사 시의 고려사항

특정 음식에 크산샨틴류(약한 기관지확장제)가 존재할 수 있기 때문에, 검사 전에 금식을 해야 한다. 다른 활동(흡연, 운동, 항원노출)도 폐기능에 영향을 줄 수 있고, 또 검사에 영향을 줄 수 있다. 그러므로 잠재적인 합병증을 피할 수 있도록 환자에게 사전 검사 교육을 실시하는 것이 중요한다.

검사하는 날

- 카페인, 차, 커피, 콜라, 혹은 초콜릿 등을 섭취하지 않는다.
- 담배를 피우지 않는다.
- 검사 전에 과도한 운동을 하지 않는다.
- 항원 노출을 피한다.

기법

- 메타콜린 희석액을 준비한다.(냉장고에서 빼낸 후 온도 평형을 이루기 위해 30분간 실내에 보관한다.)
  - 완전 희석 스케줄(2분 일회호흡 프로토콜)
    - 0.031 mg/mℓ 메타콜린의 3 mℓ
    - 0.0625 mg/mℓ 메타콜린의 3 mℓ
    - 0.125 mg/mℓ 메타콜린의 3 mℓ
    - 0.25 mg/mℓ 메타콜린의 3 mℓ
    - 0.5 mg/mℓ 메타콜린의 3 mℓ
    - 1.0 mg/mℓ 메타콜린의 3 mℓ
    - 2 mg/mℓ 메타콜린의 3 mℓ
    - 4 mg/mℓ 메타콜린의 3 mℓ
    - 8 mg/mℓ 메타콜린의 3 mℓ
    - 16 mg/mℓ 메타콜린의 3 mℓ
  - 약식 희석 스케줄(5회 호흡 용량계 프로토콜)
    - 0.0625 mg/mℓ 메타콜린의 9 mℓ
    - 0.025 mg/mℓ 메타콜린의 9 mℓ
    - 1.0 mg/mℓ 메타콜린의 9 mℓ
    - 4 mg/mℓ 메타콜린의 9 mℓ
    - 16 mg/mℓ 메타콜린의 6.25 mℓ
- 폐활량계를 준비하고 보정한다.
- 검사 절차를 환자에게 설명한다.
- 폐활량측정 검사의 기준선을 얻는다.
  - 3번의 수용가능한 시도, FEV_1 ±150 mℓ, FVC ±150 mℓ
- 0.9% 식염수로 SVN 치료 적용(노즈 클립 사용; 치료시간은 2분)
  - 치료(60–90초)후 폐활량 측정 수행
  - 만약 FEV_1 감소가 20% 미만이면, 프로토콜을 계속 진행한다.
- 첫 메타콜린 용량과 0.9%의 식염수로 SVN 치료를 적용한다. 노즈 클립을 사용하고, 치료시간은 2분이다.
  - 치료(60–90초)후 폐활량 측정 수행
  - 만약 FEV_1이 20% 미만으로 감소되었다면, 다음 용량의 메타콜린 기법을 적용한다.
  - 만약 FEV_1이 20% 이상 감소되었다면, 치료를 종료한다.
  - FEV_1이 20% 이상 감소될 때까지, 메타콜린의 용량을 계속 증가하면서 치료를 적용한다.
- 양성 반응 이후(FEV_1의 감소가 20% 이상일 때), 단기간 작용하는 기관지확장제(albuterol)를 적용한다.

- 기관지확장제 치료 이후에, 환자의 FEV_1가 기준선의 85% 이상 되는 것을 보장하기 위해 폐활량측정 검사를 반복한다.

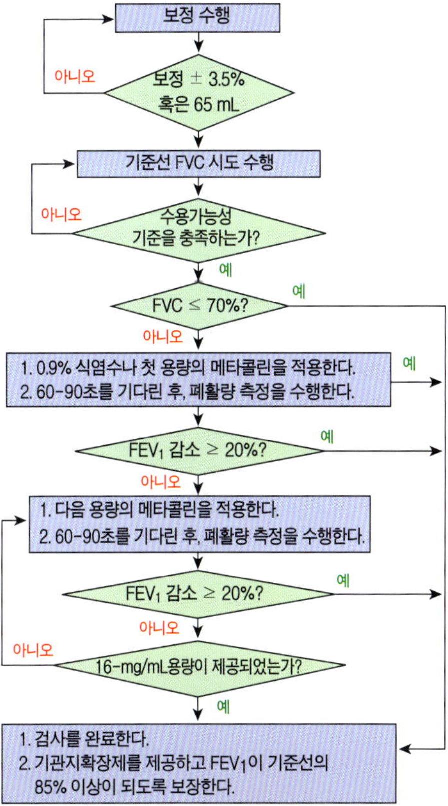

수용가능성/재현성

■ ATS/AARC 폐활량 지침을 충족해야 한다.

양성 검사 결과

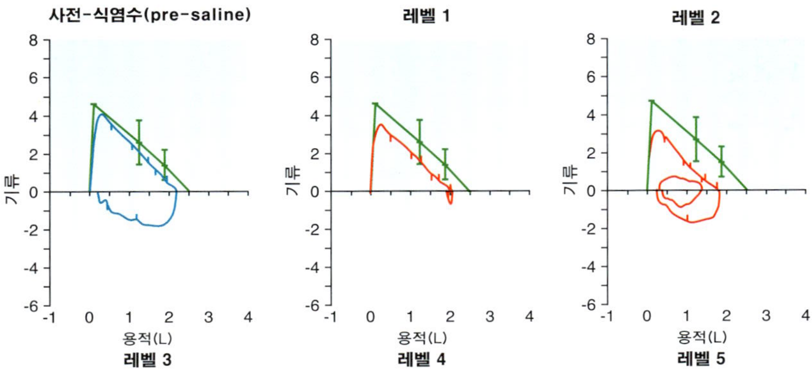

0.25 ㎎과 0.5 ㎎의 메타콜린 사이에서 기류-용적 곡선

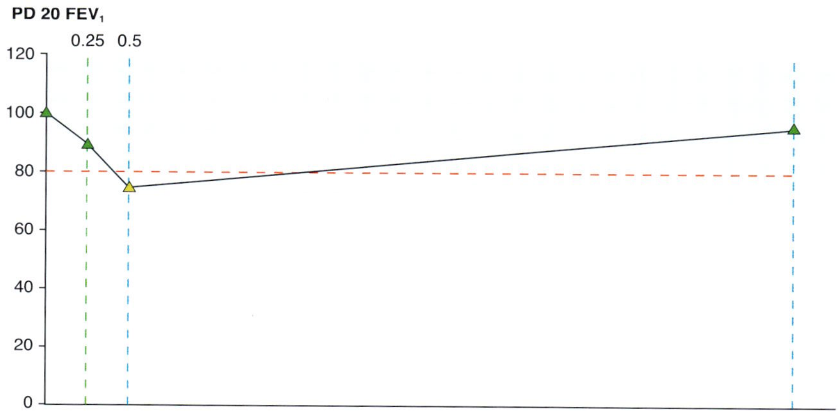

0.25 ㎎과 0.5 ㎎의 메타콜린 사이에서 FEV_1의 그래프 감소

히스타민 자극검사

설명

히스타민은 메타콜린 대신에, 기도 과민반응을 유발하는 검사이다. 메타콜린처럼, 히스타민은 의심 환자에게 기관지경련을 일으킬 수 있다. 히스타민은 메타콜린과 다른 반감기와 부작용을 가지고 있다. 히스타민의 가장 흔한 부작용은 두통과 홍조이다.

히스타민 자극검사는 메타콜린 자극검사와 비슷하다. 환자는 기준 폐활량을 측정함으로써, 검사를 시작한다. 생리적 식염수를 이용한 SVN(분무) 치료를 적용하고, 60−90초를 기다린 후 폐활량 측정을 실시한다. 그 다음 히스타민 용량을 점차 증가시키면서 검사를 한다. 양성 반응은 FEV_1가 20% 이상 감소되는 것이다.

적응증과 금기증

히스타민 자극검사의 금기증과 적응증은 메타콜린 자극검사의 그것들과 비슷하다.

사전 검사 교육

히스타민 자극검사의 사전검사 교육은 메타콜린 자극검사의 그것들과 비슷하다.(단 한가지만 제외하고) 항히스타민을 복용하는 환자는 검사하기 전 48시간 동안, 이들 약물의 복용을 중단해야 한다.

기법

- 히스타민 희석액을 준비한다.
  - 0.03 mg/mℓ
  - 0.06 mg/mℓ
  - 0.12 mg/mℓ
  - 0.25 mg/mℓ
  - 1.00 mg/mℓ
  - 2.5 mg/mℓ
  - 5.0 mg/mℓ
  - 10.0 mg/mℓ
- 폐활량측정장비를 준비하고 보정한다.
- 환자에게 검사 절차를 설명한다.

- 폐활량측정 검사의 기준선을 얻는다.
  - 3번의 수용가능한 시도, FEV_1 ±150 ㎖, FVC ±150 ㎖
- 0.9% 식염수로 SVN 치료 적용(노즈 클립 사용; 치료시간은 2분)
  - 치료(60–90초)후 폐활량 측정 수행
  - 만약 FEV_1 감소가 20% 미만이면, 프로토콜을 계속 진행한다.
- 첫 히스타민 용량과 0.9%의 식염수로 SVN 치료를 적용한다. 노즈 클립을 사용하고, 치료기간은 5회 호흡이다.
  - 치료후 즉시 폐활량을 측정한다.
  - 3분 후 다시 폐활량을 측정한다.
  - 만약 FEV_1이 20% 미만으로 감소되었다면, 다음 용량의 히스타민 기법을 적용한다.
  - 만약 FEV_1이 20% 이상 감소되었다면, 치료를 종료한다.
  - FEV_1이 20% 이상 감소될 때까지, 히스타민의 용량을 계속 증가하면서 치료를 적용한다.
- 양성 반응 이후(FEV_1의 감소가 20% 이상일 때), 단기간 작용하는 기관지확장제(albuterol)를 적용한다.
- 기관지확장제 치료 이후에, 환자의 FEV_1가 기준선의 85% 이상 되는 것을 보장하기 위해 폐활량측정 검사를 반복한다.

수용가능성/재현성

ATS/AARC 폐활량 측정법 지침을 만족해야 한다.

양성 반응

FEV_1의 감소가 20% 이상이면, 양성 반응이다.

운동 자극검사

설명

어떤 환자들은 격렬한 운동을 한 후, 기관지경련에 의해 가슴 답답증과 짧은 호흡을 경험하게 된다. 이것은 일반적으로 운동 유발성 천식(EIA)이나 운동 유발성 기관지경련(EIB)으로 간주된다. 유발인자로써 운동을 이용하는 것은 EIA와 EIB의 존재와 증상의 심각도를 평가하는데 이용된다.

적응증

- 운동유발성 기관지경련의 평가
- 치료법의 평가(예; 기관지확장제, 비만세포 고정제)

금기증

- 메타콜린 자극 검사와 동일함

사전검사 준비

- 운동을 할 수 있도록 환자에게 편안한 옷과 신발을 착용하도록 지시한다.
- 검사하기 전에 과도한 식사를 하지 않도록 환자에게 지시한다.
- 약물 복용을 중단시킨다.(메타콜린 자극검사와 동일하다.)
- 60세 이상의 사람은 평가를 위해 12 채널의 ECG를 착용해야 한다.

기법

- 사전 운동에 대한 기준 폐활량을 측정한다.
- 트레드밀
  - 느린 속도와 낮은 경사로 1 분간 워밍업을 한다.
  - 예측 심박동의 80%, $\dot{V}_E > 30 \times FEV_1$ 혹은 MVV의 70%에 도달할 때까지 6–8분간 운동을 한다.
    (트레드밀의 경사와 속도를 점차 증가시킨다.)
- 자전거식 에르고메터
  - 낮은 와트량으로 1분간 워밍업을 한다.
  - 예측 와트량 = $(53.76 \times FEV_1) - 11.07$
  - 프로토콜
    - 첫 1분 = 예측 와트량의 60%
    - 두 번째 1분 = 예측 와트량의 75%
    - 세 번째와 네 번째 1분 = 예측 와트량의 100%
- 운동 후
  - 운동 후, 1분, 5분 10분, 15분 마다 폐활량을 측정한다.

운동자극

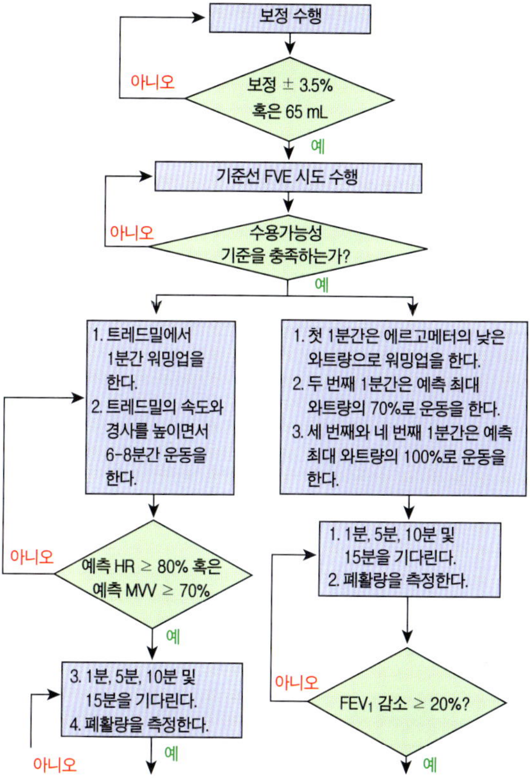
보정 수행
보정 ± 3.5%
혹은 65 mL
아니오
예
기준선 FVE 시도 수행
수용가능성
기준을 충족하는가?
아니오
예
1. 트레드밀에서
1분간 워밍업을
한다.
2. 트레드밀의 속도와
경사를 높이면서
6-8분간 운동을
한다.
예측 HR ≥ 80% 혹은
예측 MVV ≥ 70%
아니오
예
3. 1분, 5분, 10분 및
15분을 기다린다.
4. 폐활량을 측정한다.
아니오
예
1. 첫 1분간은 에르고메터의 낮은
와트량으로 워밍업을 한다.
2. 두 번째 1분간은 예측 최대
와트량의 70%로 운동을 한다.
3. 세 번째와 네 번째 1분간은 예측
최대 와트량의 100%로 운동을
한다.
1. 1분, 5분, 10분 및
15분을 기다린다.
2. 폐활량을 측정한다.
FEV1 감소 ≥ 20%?
아니오
예

계속

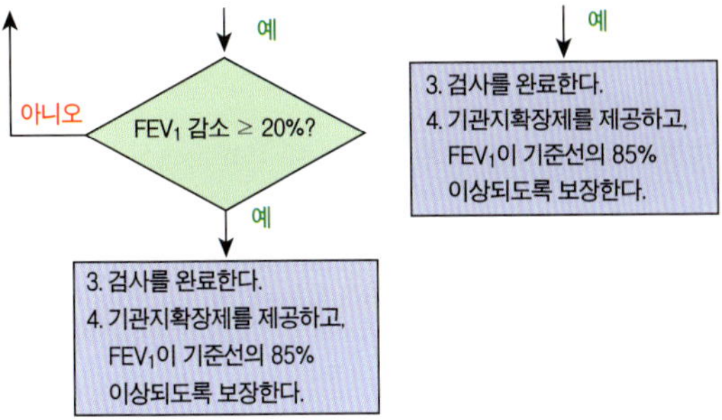

양성 결과

- 20%의 FEV_1 감소
- 검사 후, 단기간 작용하는 기관지확장제로 분무치료한다.

정상호흡 자발성 과환기

설명

환자가 과환기로 호흡을 할 때도 기관지경련이 일어날 수 있다. 이런 방법에 의해 유도된 기관지경련은 기도의 수분 소실이나 열 소실에 의해 발생하는 것으로 생각된다. 그리고 장기간의 자발성 과환기는 몽롱함, 어지러움, 팔다리의 저림, 그리고 다른 저탄산혈증의 증상을 초래할 것이다.

정상호흡 자발성 과환기는 5% CO_2가 함유된 가스 혼합물을 적용한다. 비록 환자가 과환기를 하더라도, 5% CO_2의 가스 혼합물에 의해 $PaCO_2$가 거의 정상적으로 관리된다.

정의

환자는 5분 동안 80% 이상되는 MVV로 차고(−20℃) 건조한 공기(21%의 산소, 5%의 이산화탄소, 균형 질소)를 흡입한다.

적응증

- 운동유발성 기관지경련의 평가
- 치료법의 평가(예; 기관지확장제, 비만세포 고정제)

금기증

- 메타콜린 자극검사와 동일하다.

필요한 장비

- 폐활량측정계
- 압축된 가스 실린더
  (21%의 산소, 5%의 이산화탄소, 균형 질소와 함께 H, K)
- TurboAire Challenger(VacuMed)와 흡입식 온도계
- 2방향 비재호흡밸브(낮은 서항)
- 표적 $\dot{V}_E$ 를 위한 피드백장치

기법

- 사전 검사의 기준 폐활량을 수행한다.
- 검사가 어떻게 수행되는지를 환자에게 교육한다.(호흡의 깊이 및 속도, 피드백장치)
- 시스템을 환자에게 연결하고, 짧은 평형상태 기간을 허용한다.
- 찬 공기 발생장치를 위해 2방향 밸브 시스템을 열고 환자가 원하는 $\dot{V}_E$ 를 위해 환기하도록 지시한다.
  - 자극을 유발하는 용량
    - MVV의 10%
    - MVV의 20%
    - MVV의 40%
    - MVV의 80%
  - 찬 공기로 자극한 후, 5분, 10분, 15분 간격으로 폐활량을 측정한다.
- 검사 후, 짧은기간 작용하는 기관지확장제로 분무치료를 실시한다.

EVH Challenge

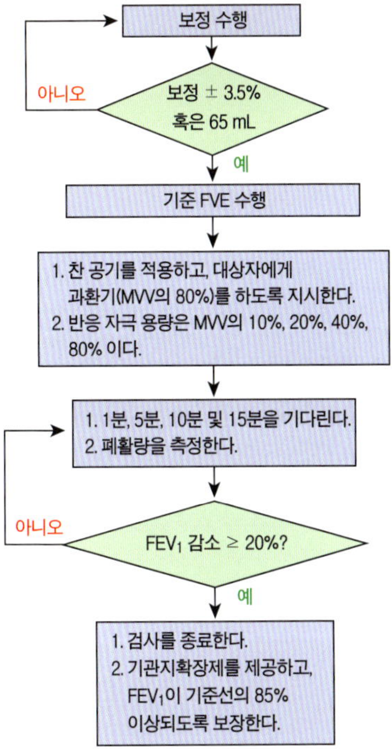

양성 결과

- FRV_1에서 20% 감소

기도저항 측정

설명

기도저항(R_{AW})은 공기가 폐 속으로 들어가거나 나올 때의 속도(cm H_2O/ l / 초)로 압력 변화를 나눈 것이다. 압력차는 입과 폐포에서 측정되고, 다시 입에서 측정된 속도로 나눈다. 기도저항은 기도 직경의 변화에 민감하고, 폐활량 측정(FEV_1의 변화) 보다는 사전–사후의 기관지확장제의 효과에 더 민감할 수 있다.

정의

제석변동기록법은 V_{TG}은 물론, 기도저항을 측정하는 데 이용될 수 있다. 헐떡임 시도는 빈도가 더 높다는 것(1.5–2.5 Hz 혹은 90–150 헐떡임/분)만 제외하고, V_{TG} 시도와 비슷하다.

적응증

- 기도저항을 결정한다.
- 기관지확장제나 치료법의 반응을 평가한다.
- 메타콜린, 운동, 정상호흡 자발성 과환기에 따른 기도 과민성을 평가한다.
- 질환의 진행을 평가한다.

상대적 금기증

- 정신적 문제를 가지거나 지시를 따를 수 없을 때
- 폐소공포증
- 고막이 뚫렸을 때
- 저산소증 때문에 지속적인 산소치료를 받을 수 없을 때

기법

- 환자를 체적변동기록장치 안에 앉게 한 후, 절차를 설명한다.
- 바른 자세와 뺨을 고정시키는 손의 사용 방법을 알려 준다.
- 환자에게 올바른 헐떡임 빈도(90−150회/분, 그리고 ±0.5 ℓ/초)와 시도방법을 알려 준다.
- 바른 자세, 손 위치, 헐떡임 빈도, 그리고 시도 등을 여러분 앞에서 시범을 보이도록 환자에게 주문한다.
- ATS/AARC 수용가능성과 재현성의 기준을 충족시키는 3번의 FVC를 얻는다.
- 헐떡임의 방법을 다시 환자에게 시범해 보여주고, 환자가 그대로 따라하도록 주문한다.
- 체적변동기록장치를 닫고, 열적 평형을 허용한다.(2분 이상)
- 환자에게 헐떡임 시도를 주문한다. 그 다음 개폐기를 닫은 후, 환자에게 계속 헐떡임을 하도록 주문한다.

수용가능성의 기준

- 곡선이 닫히거나 거의 닫힐 때
- 기록된 압력 변화가 수용가능할 때(너무 높거나 너무 낮아서도 안 된다.)
- 열성 표류가 없을 때
- 헐떡임 빈도가 90−150/분 사이일 때

재현성 기준

- 적어도 3번의 시도가 수용가능성의 기준을 충족해야 한다.
- 값은 10% 이내에서 승인되어야 한다.

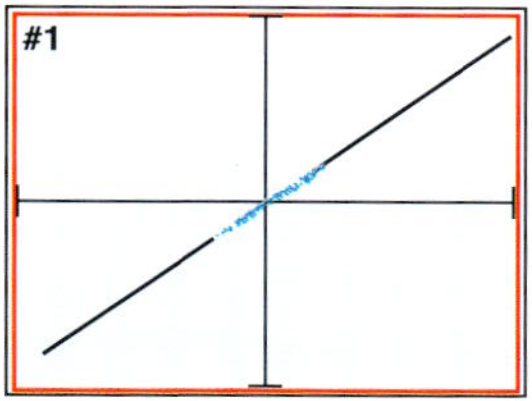

3.09

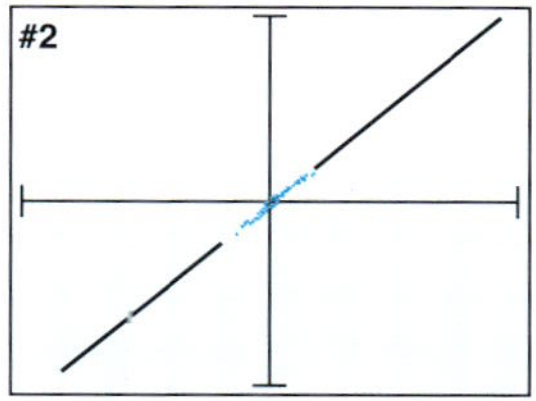

2.64

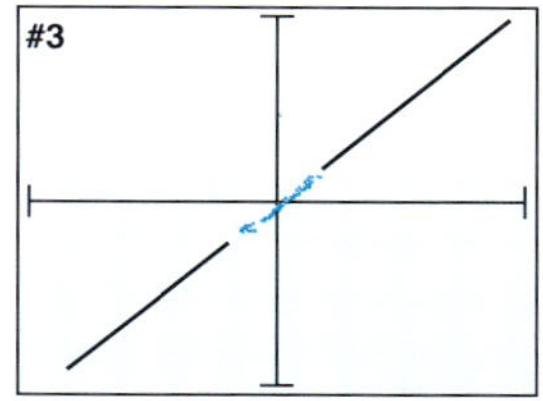

2.63

3번의 RAW 시도

질적 보증

너무 느린 헐떡임 빈도

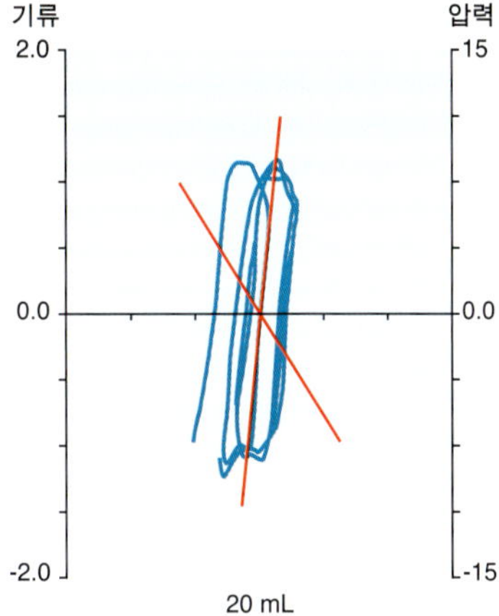

너무 느린 헐떡임으로 이루어진 R_{AW} 시도; 곡선이 어떻게 넓어지는지를 확인한다.

기도 붕괴(공기증)

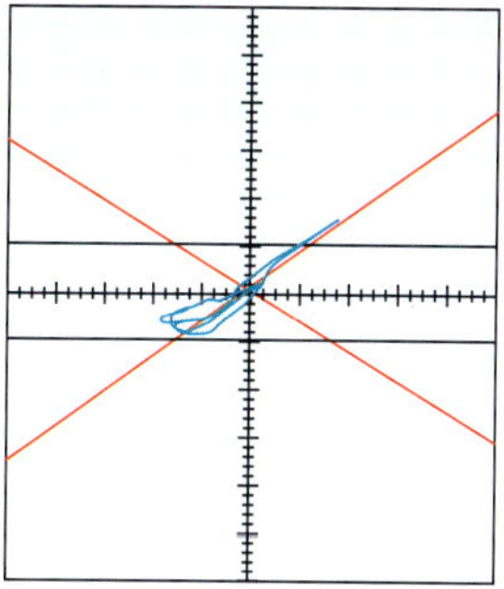

RAW 곡선상의 인공물(사용할 수 없고, 검사를 다시 수행함.)

최대 흡기압/최대 호기압((MIP/MEP)

설명

최대 흡기압과 최대 호기압은 환자가 최대로 흡기하고 호기할 때 발생시킬 수 있는 압력이다. 대개 최대 흡기압은 잔기량에서 측정되고, 대기압보다 낮은 편이다. 최대 호기압은 총폐용량에서 측정되고, 대기압 보다 높은 편이다.

이들 수치를 측정하기 위해 휴대용 장비를 이용할 수 있다.〔압력계(manometer), 노즈 클립〕 그리고 다른 방법으로써, 많은 종류의 체적변동기록장치가 MIP와 MEP를 측정하기 위해 사용된다.

적응증

- 신경근육성 질환의 평가(예; Guillain-Barre, 다발경화증, 근이상증, 중증 근무력증, 가로막마비)
- 근력 감소의 평가(예; 공기증, 섬유근육통)
- 분비물 관리의 어려움이나 기침 장애를 가진 환자에 대한 평가
- 흡기근 훈련에 대한 평가

필요한 장비

- 압력계와 한 방향 밸브
- 폐기능 장비와 통합된 압력변환기

기법

- 환자에게 절차를 설명한다.
- 노즈 클립을 부착하고, 마우스피스/세균 필터 주위 봉합의 중요성을 강조한다.
- 최대 흡기압
    - 환자에게 호기하여 잔기량만 남기도록 주문한다.
    - 닫힌 밸브에 대항해 강하게 흡기하도록 환자에게 주문한다.
    - 2-3초 동안 시도를 지속한다.
    - 최대 압을 기록한다.
- 최대 호기압
    - 환자에게 TLC 까지 흡기하도록 주문한다.
    - 닫힌 밸브에 대항해 강하게 호기하도록 환자에게 주문한다.
    - 2-3초 동안 시도를 지속한다.
    - 최대 압을 기록한다.
- 적어도 3번 이상의 수용가능한 시도를 얻는다. 적어도 2번 이상의 시도는 ±10% 차이를 보여야 한다.

정상범위

최대 흡기압(MIP) 수치와 최대 호기압(MEP) 수치		
	남성	여성
MIP	−75 cm H_2O^*	−50 cm H_2O^*
MEP	140 cm H_2O^*	95 cm H_2O^*

* 정상수치의 하한값(LLN)

수용가능성의 기준

- 적어도 2번의 시도 ± 10% 차이

산소측정법(Oximetry)

설명

산소측정법은 비침습의 광분광계를 이용해 동맥혈의 혈색소 산소를 측정하는 것이다. 운동검사, 기관기경, 혹은 산소포화도를 필요로 하는 다른 절차를 하는 동안, 모니터링하기 위해 휴대용이나 테이블용 기구가 이용될 수 있다.

적응증

- 동맥혈 혈색소 산소 포화도를 모니터할 필요가 있다.
- 치료적 중재에 대한 반응이나 진단 절차를 위해 혈색소 산소 포화도를 측정할 필요가 있다.
- 목적의 모니터가 관리 표준에 의해 위임될 때.

필요한 장비

- 산소측정계(휴대용 혹은 테이블용)
- 탐침(만약 테이블용일 때)
- 알콜 패드

기법

- 만약 일회용 탐침이 아니라면, 알콜 패드나 승인된 소독용품으로 탐침을 깨끗하게 닦아야 한다.
- 산소측정계를 전원에 연결한다.(테이블용의 경우는 120 v/60 Hz)
- 환자에게 탐침을 부착한다.(손가락이나 귀 부위)
- 전원을 켠다.
- 적절한 파형과 신호 강도를 관찰한다.
- 알람 제한을 설정한다.

방법의 제한점

- 운동 인공물
- 기능장애성 헤모글로빈 (올라간 COHb나 METHb)
- 강한 빛
- 손톱의 윤택이나 인조 손톱

수용가능성의 기준

- 강한 신호나 적절한 체적변동기록장치의 파형
- 산소측정계의 심박동율과 ECG 혹은 도수 심박동율 사이의 좋은 상관관계

이산화탄소 측정법

설명

이산화탄소 측정계는 적외선 센스를 이용한 호기말 이산화탄소(end-tidal CO_2의 비침습적인 측정이다. 샘플을 직접 측정할 수 있거나 혹은 원격 모니터로부터 멀리 떨어진 기도 부위에 어답터(adaptor)를 배치한다.

적응증

- 호기된 CO_2의 평가
- 폐질환의 심각성에 대한 모니터링
- 기관내튜브(기관이나 식도)의 배치에 대한 평가
- 환기장치/기도 회로의 개방성에 대한 모니터링
- 환기 지지의 효율성에 대한 평가
- 폐동맥 흐름과 관상동맥 흐름의 적절성에 대한 모니터링
- 환기장치/환자의 경계면에 대한 평가

금기증

없음.

이산화탄소 측정법의 모니터링

- 필요한 장비를 구입한다.
  - 호기말 이산화탄소 모니터
  - 기도 어답터/튜빙(제조사)
  - 보정 가스(제조사)
- 모니터를 전기배출장치에 연결한다.
- 제조사의 지시사항/특이사항에 따라 모니터를 보정한다.
- 모니터를 환자의 기도에 연결하고, 올바른 그래프나 수치를 그리는지를 관찰한다.
- 모니터 데이터와 동맥혈 가스를 서로 관련시킨다.

이산화탄소 측정법의 위험/합병증

- 만약 어답터가 환자의 기도에 비해 너무 크다면, 사강이 증가할 수 있다.
- 센스의 무게 때문에 기도에 발관이나 토크가 발생할 수 있다.

심폐운동검사(CPX 검사)

설명

심폐운동검사는 최대 운동 동안, 흡기되고 호기되는 산소와 이산화탄소의 데이터를 제공할 뿐만 아니라, ECG 모니터한다. 이런 부가적인 정보(ECG 스트레스 검사를 넘어서서)는 임상가로 하여금 심장의 기능장애, 폐의 기능장애, 심장/폐의 기능장애가 운동의 제한을 일으키는지를 결정하도록 허용한다.

정의

운동 평가를 통해 환자의 흡기 가스/호기 가스, ECG, 산소측정, S_PO_2, V_T, *f*, 및 동맥혈 가스 등을 모니터한다. 작업부하량이 일정하게 증가되거나(증분 검사) 앞과 같은 레벨로 유지된다(정적 상태). 운동 장비로는 자전거식 에르고메터나 트레드밀을 주로 사용한다.

적응증

- 운동내성의 평가
- 운동에 대한 과민성 평가
- 심혈관질환을 가진 환자의 평가
- 호흡질환을 가진 환자의 평가
- 수술전 평가
- 폐 재활 처방을 위한 정보 제공
- 장애 평가
- 폐 이식의 사전–사후 평가

금기증

절대 금기증

- 지난 3개월 이내에 심장발작이나 뇌졸중이 있을 때
- 급성 혹은 최근의 사건으로 인해 휴식기 ECG가 변화할 때
- 불안정한 협심증
- 조절되지 않는 부정맥

- 알려진 심한 대동맥 협착증이나 박리성 대동맥류
- 선천성 심부전
- 급성 천식
- 협조하거나 지시를 따를 수 없는 경우

상대 금기증

- 고혈압(수축기 ≥ 200 ㎜ Hg, 확장기 ≥120 ㎜ Hg)
- 급속심박(≥120/분)
- 중등도의 협심증이나 판막성 심장질환
- 저칼륨혈증
- 조절되지 않는 당뇨병

필요한 장비

- 운동장비(에르고메터나 트레드밀)
- 12 채널 ECG
- 가스 교환/수집 측정장비(VO_2, VCO_2)
- 가스 흐름 측정장비(가스용적 측정기)
- 비침습적 혈압 모니터링 장비(도수 장비가 선호됨)
- 산소포화도 측정기
- 보정 장비(주사기, 회전운동측정기)와 보정 가스
- 응급 공급(code cart, 산소장비, bag-mask 장비)

기법

자전거식 에르고메터(증분 프로토콜)

- 사전 검사 평가
  - 병력 체크
  - 휴식기 12 채널 ECG
  - 휴식기 혈압
  - 검사 동의를 얻음
  - 기준선 폐활량 ($FEV_1 \times 35$ = 예측 MVV)
- 환자 장비
  - 12 채널 ECG
  - 산소측정기
  - 가스 수집/가스용적 측정기의 인터페이스
  - 비침습적 혈압 모니터링 장비
- 작업부하량 증가 설정(5-25 와트/분)

- 낮은 와트량(15−25 와트)에서 기준선 설정
  - 데이터가 고정되면, 증분 프로토콜을 시작한다.
- 예측 최대치에 도달할 때까지 계속 증분 프로토콜을 지속한다.
  - 예측 심박동수(혹은 예측 심박동수의 90%)
  - 예측 VO_2
- 회복기에 들어간다.
  - 낮은 작업부하량(15−25 와트)으로 운동을 계속 하도록 지시한다.
  - 심박동수가 예측치의 50% 미만일 때나 3분일 때, 심박동수를 모니터한다.
- 검사를 종료하고 환자에게 장비를 떼어낸다.

트레드밀(incremental rotocl)

- 사전 검사 평가
  - 병력 체크
  - 휴식기 12 채널 ECG
  - 휴식기 혈압
  - 검사 동의를 얻음
  - 기준선 폐활량 ($FEV_1 \times 35$ = 예측 MVV)
- 환자 장비
  - 12 채널 ECG
  - 산소측정기
  - 가스 수집/가스용적 측정기의 인터페이스
  - 비침습적 혈압 모니터링 장비
- 작업부하량 증가 설정(15−25 와트/분)
  - 개정된 Balke(3.3 mph, 등급은 1%/분 증가)
  - 일반적으로, 3분 단계마다 약 15% 가량 작업부하량을 증가시켜야 한다.
- 낮은 와트량(0.6−1.0 mph)에서 기준선 설정
  - 데이터가 고정되면, 증분 프로토콜을 시작한다.
- 예측 최대치에 도달할 때까지 계속 증분 프로토콜을 지속한다.
  - 예측 심박동수(혹은 예측 심박동수의 90%)
  - 예측 VO_2
- 회복기에 들어간다.
  - 낮은 작업부하량(0.6−1.0 mph)으로 운동을 계속 하도록 지시한다.
  - 심박동수가 예측치의 50% 미만일 때나 3분일 때, 심박동수를 모니터한다.
- 검사를 종료하고 환자에게 장비를 떼어낸다.

검사 조기 종료의 기준

- 가슴통증(허혈)
- 허혈성 ECG 변화
- 2도 혹은 3도의 심장 차단
- 검사 동안, 수축기 혈압이 20 ㎜ Hg 이상 감소
- 고혈압(수축기 ≥200 ㎜Hg, 확장기 ≥120 ㎜Hg)
- 산소 불포화(80% 미만)
- 어지러움이나 실신
- 협응 상실
- 검사를 지속할 수 없을 때

운동의 정상 생리적 반응

분당 환기량과 $\dot{V}O_2$

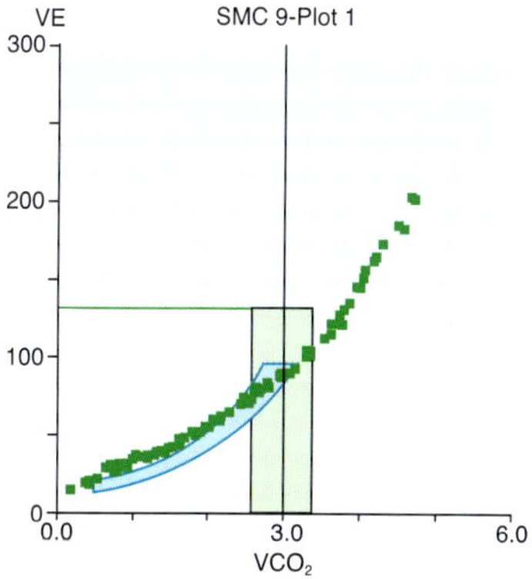

분당 환기량($\dot{V}_E$)과 산소 소비량($\dot{V}O_2$)

분당 환기량과 $\dot{V}CO_2$

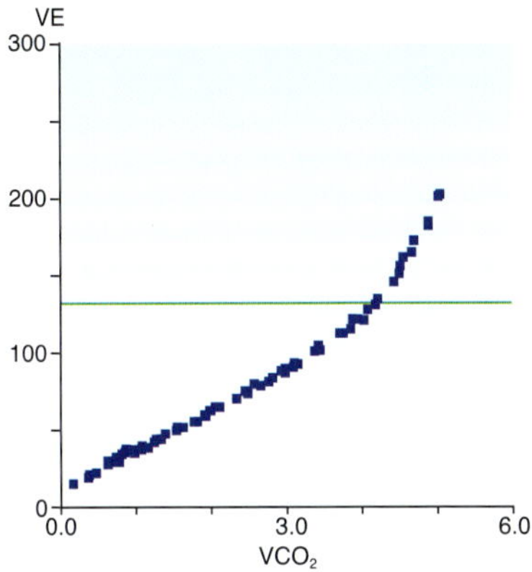

분당 환기량($\dot{V}_E$)과 이산화탄소 소비량($\dot{V}CO_2$)

분당 환기량과 일회호흡용적

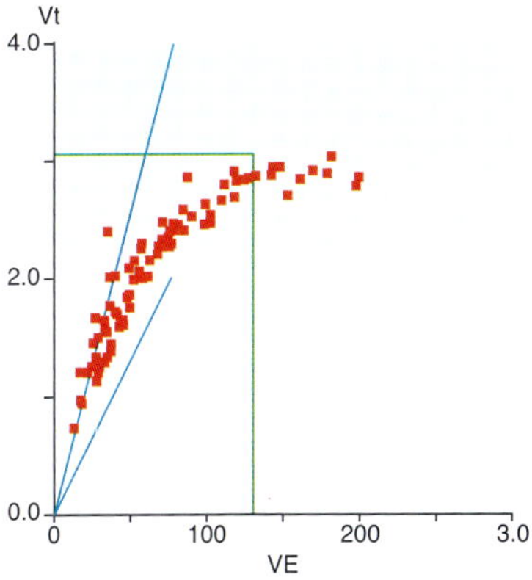

일회호흡용적(V_t)과 분당환기량(V_E)

심박동율과 $\dot{V}O_2$

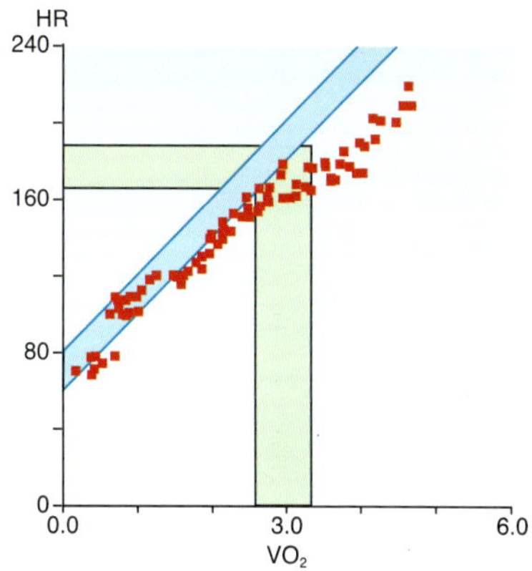

심박동율과 산소 소비량($\dot{V}O_2$)

용어와 정의

산소를 위한 환기 평형

$$\frac{\dot{V}_E}{\dot{V}O_2} = 20-30\frac{L}{L} \text{ 안정 정상시}$$

이산화탄소를 위한 환기 평형

$$\frac{\dot{V}_E}{\dot{V}CO_2} = 25-35\frac{L}{L} \text{ 안정 정상시}$$

대사 평형(METS)

$$METS = \frac{\dot{V}O_2\, mL/min}{3.5}$$

예측 최대심박동수

HR = 220 - 나이

O_2 pluse

$$O_2Pulse = \left(\frac{\dot{V}O_2}{HR}\right) \times 1000$$

질환에 따른 심폐운동검사의 변화

변수	심장질환	폐질환
$\dot{V}O_2$ max	감소	감소
무산소 역치	정상 혹은 증가	정상 혹은 낮음
예비환기량	감소	낮음
예비심박동수	감소	증가
O_2 pluse	감소	정상
$\dot{V}O_2$/일률	비정상	정상
산소 포화도 측정량	정상	감소

6분 걷기 검사

설명

6분 걷기 검사는 기능적 운동능력을 간단하게 평가하는 방법이다. 이 검사는 특별한 장비(트레드밀, 운동에르고메터, 대사 분석기)를 필요로 하지 않고, 최소한의 훈련만 받은 보건 전문가들에 의해서도 수행될 수 있다.

정의

6분 걷기 검사는 최대하 운동 평가이다. 이 검사는 평지에서 환자가 6분 동안 걸을 수 있는 최대 거리를 측정하는 방법이다.

적응증

- 심장질환이나 폐질환 환자를 위해 치료적 중재를 측정한다.
- 환자의 기능적 운동상태를 평가한다.
- 이환율과 사망률을 예측하는 기준으로 사용될 수 있다.

금기증

절대 금기증

- 한 달 전에 불안정한 협심증이 있었을 때
- 한 달 전에 심근경색이 있었을 때

상대 금기증

- 휴식기 심박동수가 120/분 이상일 때
- 수축기 혈압 ≥180 mmHg, 확장기 혈압 ≥100 mmHg

필요한 장비

- 평지로 된 100피트(마커 사이의 거리)의 긴 통로
- 응급 공급(code cart, 산소장비, bag-mask 장비)
- 만약 환자가 지속적으로 산소치료를 받고 있다면, 처방된 수준으로 산소를 공급해야 한다.
- 산소포화도 모니터링(휴대용도 가능함)
- 초시계
- 기계식 랩카운터
- 마커 지점으로 사용할 수 있는 2개의 작은 콘이나 다른 시각적 보조물

- 쉽게 이동시킬 수 있는 의자
- 혈압계
- 기록양식과 클립보드
- 전화기, 휴대폰, 기타 응급통신시설

사전 검사 교육

- 환자는 편안한 옷과 신발을 착용해야 한다.
- 환자는 보행을 돕는 보조장비(지팡이, 워커)를 가지고 걸을 수 있다.
- 검사하기 전에 가벼운 식사는 가능하지만, 과식을 해서는 안 된다.
- 검사하기 2시간 전에는 격렬한 운동을 해서는 안 된다.

검사를 위한 환자교육

- 목표는 환자가 6분 동안 걸을 수 있는 만큼 걷는 것이다.
- 여러분은 피곤해질 수 있다:
  - 보행 속도는 낮을 수 있다.
  - 휴식을 위해 멈출 수 있다.
  - 벽에 기댈 수 있지만, 걸을 수 있는 느낌이 들면, 곧바로 보행을 재개한다.
- 2개의 마커 사이에서 앞으로나 뒤로 걸을 수 있다.
  [한 번 랩(lap)은 60m이다.]
  - 6분 동안 당신이 할 수 있는 한 많은 랩(lap)을 수행한다.

기법

- 환자에게 검사를 하기 전 10분 동안 의자에 앉아 있도록 주문한다.
  - 환자의 혈압을 체크한다.
  - 심박동수
  - 산소포화도(pulse oximetry)
- 환자에게 일어서도록 주문하고, 호흡곤란을 Borg 척도(0–10점)로 평가하도록 주문한다.
- 랩 카운터를 "0"으로 설정하고, 초시계를 다시 설정한다.
- 검사를 시작한다. (환자와 함께 걷지 않는다.)
  - 초시계를 누른다.

- 검사하는 동안 환자와 대화를 해서는 안 된다. 다음과 같은 어구를 이용한다.
  - 1분 후, "5분 더 걸어야 합니다".
  - 2분 후, "4분 더 걸어야 합니다".
  - 3분 후, "잘 걷고 있습니다. 반쯤 왔습니다. 3분 더 걸어야 합니다".
  - 4분 후, "잘 걷고 있습니다. 페이스를 잘 유지하세요. 2분만 걸으면 됩니다".
  - 5분 후, "잘 걷고 있습니다. 페이스를 잘 유지하세요. 1분만 걸으면 됩니다".
  - 15초를 남기고, "멈추어야 할 때를 당신에게 알려줄 것입니다. 걷는 것을 멈추시고, 그대로 있어요. 내가 당신에게 갈 것입니다."

- 6분이 지났을 때
  - 환자에게 걸어간다.(필요하다면 의자를 가져 간다.)
  - 환자가 멈춰 서 있는 지점을 표시한다.(오자미나 다른 표시 장비를 사용할 수 있다.)
  - Borg 척도를 사용하여 환자의 호흡곤란을 기록한다.
  - 환자의 산소포화도와 심박동수를 기록한다.
  - 랩(60m)의 수를 기록하고, 랩 마커를 지나서 더 많이 걸은 환자의 거리를 기록한다.
- 검사에 참여해 준 대상자에게 감사를 표한다.

6분 걷기 검사

1. 대상자를 10분 동안 의자에 앉혀 놓는다.
2. 사전 검사를 측정한다.
   a. 혈압 b. 심박동수 c. SpO_2

↓

1. 대상자는 선 자세를 취한다.
2. 대상자에게 호흡곤란을 Borg 척도로 평가하도록 한다.

↓

1. 양쪽 마커 사이(60m)를 걷도록 하면서 검사를 시작한다.
2. 다음과 같이 대상자에게 주문한다.
   a. 당신은 5분 안에 걸어야 한다.
   b. 당신은 4분 안에 걸어야 한다.
   c. 당신은 3분 안에 걸어야 한다.
   d. 5분 쯤, "당신은 현재 잘 하고 있고, 그대로 계속 신행하시오"
   e. 15초가 남았을 때, "멈추어야 할 때를 당신에게 알려줄 것입니다. 걷는 것을 멈추시고, 그대로 있어요. 내가 당신에게 갈 것입니다."

↓

환자의 불평:
1. 가슴통증
2. 심한 호흡곤란
3. 다리 경련
4. 땀발생 혹은 창백?

아니오 → (위 단계로 돌아감)

예 ↓

1. 대상자에게 걷는 것을 멈추도록 한다.
2. 대상자에게 호흡곤란을 Borg 척도로 평가하도록 한다.
3. 아래 사항을 기록한다.
   a. SpO_2 b. 심박동수 c. 혈압
4. 랩의 수(number of laps)를 기록하고, 보행거리를 계산한다.

↓

1. 검사를 종료한다.
2. 검사에 참여해 준 대상자에게 감사를 표한다.

검사 조기 종료의 기준

- 가슴통증
- 심한 호흡곤란
- 다리 경련
- 땀발생, 창백, 다른 심혈관성 증상

간접 열량측정법

생리적 과정의 에너지를 생산하는 일차 연료는 글루코오스, 지방, 단백질이다. 모든 연료 대사의 최종 과정은 Krebs 회로와 산화적 인산화이다. NAD (nicotinamide adenine dinucleotide), FAD (Flavin Adenine Dinucleotid), ATP를 생산하는 동안, Krebs 회로와 산화적 인산화는 산소를 소비한다. 이런 과정의 부산물로는 이산화탄소와 물이 있다. 만약 산소의 소비와 이산화탄소의 생성을 측정할 수 있다면, 그들이 어떻게 혹은 얼마나 소비 및 생성되는지를 계산할 수 있다.

간접 열량측정법은 가스분석기를 이용하여 산소소비, 이산화탄소 생성, 분당 환기량을 측정하는 것이다. 휴식기 에너지 소비(REE)를 결정하기 위해 방정식에다 이들 수치를 대입한다. REE는 기초대사를 지속하는데 필요한, 최소 열량을 의미한다.

적응증

- REE를 결정한다.
- 호흡교환율을 측정한다: $\left(\frac{\dot{V}CO_2}{\dot{V}O_2}\right)$, R
- 어떤 영양분(탄수화물, 지방, 단백질)이 대사되고 있는지를 결정한다.
- 영양분의 적절성을 결정한다.(영양분 부족이나 영양분 과잉)

- 처방 목적에 맞는 정보를 제공한다.
  - 체중감소 프로그램
  - 운동 프로그램
  - 재활 프로그램

필요한 장비

- 대사 분석기
- 보정 주사기와 보정가스
- 환자 인터페이스:
  - 캐노피(canopy)
  - 스쿠버 마우스피스와 노즈 클립 혹은 마스크(칼로리 소비를 증가시키는)
  - 환기장치 인터페이스(기계식으로 환기되는 환자)

사전검사 고려사항

자발적으로 호흡하는 환자

- 검사 전 8시간 동안 음식섭취를 하지 않도록 환자에게 지시한다.
- 검사하기 전에 운동을 삼가도록 환자에게 지시한다.
- 검사하기 전에, 카페인 섭취와 흡연을 삼가도록 지시한다.
- 환자는 검사하기 전 20–30분 동안 휴식을 취해야 한다.
- 실내 온도는 중간 온도이어야 하고, 조명도 평상 시 보다는 어두워야 한다.
- 측정하기 좋은 시간대는 이른 아침이 좋다.

기계에 의해 호흡하는 환자

- 환자는 정상 상태를 유지해야 한다.
  - 동요(예; 분비물 흡수, 알람)가 거의 없어야 한다.
  - 환자는 휴식을 취하고 활동을 하지 않아야 한다.
  - 환기장치 설정은 검사하기 1–2시간 동안 일정해야 한다.
- 환자는 검사하기 전에 진정제나 마취제를 복용하지 않아야 한다.

- 실내온도는 중립 온도이어야 하고, 조명은 평상 시 보다 어두워야 한다.
- 검사를 하는 동안, 환자에게 기계식 환기를 적용해야 한다.

기법

- 대사분석기를 설정한다.
- 기류센서와 가스분석기를 보정한다.
- 환자에게 대사분석기를 적용한다.
  - 캐노피(자발 호흡 환자)
  - 호기 가스 수집(기계식 환기)
- 정상 상태(CO_2 생산과 O_2 소비가 안정될 때)가 될 때까지 데이터를 수집한다.
  - 5번의 연속적인 1분 수집 ±5%
  - 10–25분간 수집이 이루어질 수 있다.
- 아래 사항을 결정한다:
  - 분당 환기량(V_E, 비율과 일회호흡량)
  - R
  - CO_2 생산과 O_2 소비
- 분석기를 환자로부터 제거하고 그 부위를 깨끗하게 닦는다.

결과

정상 REE = 1200 – 1800 Kcal/24 시간

REE를 결정하기 위해 Wier 방정식을 이용한다:

$$REE = 1.44\left(\left(3.941 \times \dot{V}CO_2\right) + \left(1.106 \times \dot{V}O_2\right)\right) - 2.17\left(UN\right)$$

표준값

지방대사: R ~0.71
탄수화물 대사: R ~1.0
단백질 대사: R ~ 0.8 – 0.85

UN-Urea 질소

섬유기관지내시경의 보조

섬유기관지내시경은 침습적인 방법으로써, 기관기관지나무의 시각적 검사를 허용하고, 또 병리검사를 위한 샘플 수집을 허용한다.

치료적 적응증

- 기도로부터 과도한 분비물 제거
- 이물질 제거
- 인공 기도에 대한 평가와 배치

진단적 적응증

- 세포검사, 조직검사 및 미생물 검사를 위해 하기도 분비물을 채취한다.
- 병터를 평가한다.(방사선 소견이나 CT 촬영)
- 양성 가래 세포학 결과를 평가한다.
- 독소 흡입에 의한 손상을 평가한다.
- 객혈을 평가한다.

섬유기관지내시경의 절대 금기증

- 절차에 동의한 환자의 사인에 문제가 있을 때
- 적절한 시설이 부족할 때(예; 응급소생장비나 요원)
- 환자에게 적절한 산소처리를 할 수 없을 때

섬유기관지내시경의 상대 금기증

- 환자의 협조가 부족할 때
- 최근에 심근경색이나 불안정한 협심증이 있을 때
- 기관이 부분적으로 폐쇄되어 있을 때
- 중등도-심한 저산소증일 때
- 폐성 고혈압이 있을 때

- 폐농양
- 레이저 치료가 요구될 때
- 절차 동안 방사선 촬영이 요구되는 임신 중일 때

섬유기관지내시경 동안의 보조

장비 준비와 구성

- 기관지경과 조명 장비
- 흡입장치(작동 확인 및 튜브 연결 확인)
- 코드 카트와 응급소생장비의 체크
- 산소치료장비(유량계, 마스크, 나잘 캐뉴라)
- 고정제/ 샘플 용액(95%의 생리식염수, 포르말린, 사코나노 용액, 링거 젖산액)
- 마이크로스코프 슬라이드
- 액분리기(진단용 수집 트랩)
- 생검 포셋, 솔과 Wang 니들(needle)
- 50 ㎖의 생리식염수(500 ㎖ 용기를 사용할 수 있음)
- 2% 리도카인 50 ㎖(성대 아래)
- 1:20000 에피네프린의 20 ㎖
- 4 ㎖의 아세틸시스테인
- 10-, 20-, 50 ㎖의 주사기
- 바이트 블록(경구용)
- 정맥내 치료 장비

적절한 환자 모니터링 설정

- 자동화된 비침습적 혈압 모니터링
- ECG 모니터링
- 지속적인 산소포화도 모니터링
- 기록 양식/차트

환자 마취/진통

- 개인 보호 장비 적용
- 2.5-5.0 ㎎의 albuterol과 4%의 리도카인을 혼합하여 4mL 분무한다.
- 상기도 반사를 둔화시키기 위해, 리도카인을 분무한 후, tetracaine(Cetacain)이나 benzocaine(Hurricane)를 분무한다.

■ 콧구멍이나 코 통로의 감각을 둔화시키기 위해 4% 리도카인젤을 면봉에 적신 후, 적용한다.
■ IV를 설정하고, 마취를 위해 diazepam, midazolam, lorazepam를 적용한다. IV 치료와 의식적인 진정을 위해 여러분의 지역 정책과 절차 매뉴얼을 고려한다.

절차하는 도중의 보조

■ 보충 산소를 설정한다.(마스크나 나잘 케뉴라)
■ 의사 의뢰에 따라 마취를 적용한다.
■ 의사 의뢰에 따라 염수 세척을 적용한다.(일시적으로 흡입선을 차단한다.)
■ 의사를 도와 생검샘플을 추출한다.(솔, 포셋, Wang needle)
■ 병리검사를 위한 샘플을 준비한다. (예; 슬라이드, 솔, 조직 샘플)
■ Luken 트랩을 통해 흡출한 것을 수집한다.
■ 환자 모니터링을 돕는다.

절차 이후

■ 환자를 계속 모니터링하고, 환자를 안정시킨다.
■ 모든 기록을 준비한다.
■ 기관지경을 청소한다.
■ 모든 병리 샘플에다 정확한 라벨을 붙이고, 기록한다.

위험/합병증

섬유기관지내시경은 침습적인 방법이다. 그래서 잠재적인 위험요소와 합병증이 나타날 수 있음을 여러분은 알아야 한다.

■ 저산소증
■ 고탄산혈증
■ 쌕쌕거림
■ 저혈압
■ 인후경련, 기관지경련, 느린맥
■ 출혈
■ 기도저항 증가
■ 감염

흉곽천자 보조

흉곽천자는 병리검사를 위해 가슴막으로부터 체액을 제거하는 방법이다. 이것은 바늘로 가슴강에 구멍을 내어 샘플을 추출하는 방법이다.

적응증

- 가슴막 삼출물(pleural effusion)로 인한 호흡 불충분성을 완화한다.
- 세포학과 암세포의 단계를 알아보기 위해 샘플을 추출한다.

금기증

- 환자의 동의에 어떤 문제가 있을 때
- 환자의 협조가 나쁠 때
- 혈액응고의 문제가 있을 때
- 호흡 불충분성이 있을 때
- 혈동력학이나 심장의 불안정이 있을 때. 혹은 불안정한 협심증이 있을 때

절차하는 도중의 보조

- 만약 환자가 불안정하다면, 적절한 모니터링을 설정한다.(자동화된 비침습적 혈압 모니터링, ECG 모니터링, 지속적 산소포화도 모니터링)
- 물품:
  - 요오드 살균
  - 항균 포장
  - 항균 장갑
  - 2%의 리도카인
  - 16-19 굵기의 바늘
  - 3방향 꼭지
  - 헤파린 0.1 ㎖를 가진 샘플 튜브
  - 산소치료 장비(유량계, 마스크, 나잘 케뉴라)
  - 모든 기록 양식/기록지를 준비한다.
- 의사의 요청에 따라 도움을 준다.
- 수집된 모든 샘플에다 라벨을 붙이고, 병리 양식을 준비한다.

절차 이후

- 필요하지 않는 물품 폐기
- 환자를 모니터하고, 안정화시킨다.
- 흉부 방사선 촬영을 의뢰한다.

위험/합병증

합병증은 잘 일어나지 않지만, 일어날 수도 있다.

- 공기가슴증
- 출혈
- 혈관미주신경 반사
- 감염

동맥혈 가스

정의와 목적

동맥혈 가스 샘플과 분석은 pH, $PaCO_2$, PaO_2을 측정할 목적으로 동맥혈을 수집하는 것이다. 만약 CO-Oximeter를 이용할 수 있다면, O_2Hb, 기능부전성 Hb(COHb와 METHb)와 전체 Hb를 측정할 수 있다.

적응증

- 환기($PaCO_2$)의 평가
- 산-염기 상태(pH와 $PaCO_2$)의 평가
- 산소운반능력(PaO_2, O_2Hb, 전체 Hb, 기능부전성 Hb)
- 치료적 중재(예; 산소, 기계식 환기)의 평가
- 진단적 평가(예; 운동 불포화반응, 재활 이전의 상태)
- 현존하는 질병에 대한 모니터링

금기증

- 혈액가스 분석기/CO-Oximeter 가 작동되지 않을 때
- 혈액가스 분석기/CO-Oximeter 가 보정되지 않았거나 확인되지 않았을 때(7장 참고: ABG 보정과 질적 보증)
- 부적절하게 준비되었거나 수집된 샘플:
  - 샘플이 부적절하게 항응고되었을 때
  - 샘플에 공기방울이 있을 때
  - 샘플이 실내온도에서 30분 이상 저장되었을 때
- 불완전하거나 부적절한 기록(의사의 의뢰나 처방)
- 샘플에 라벨이 붙지 않았거나 잘못 부착된 라벨이 있을 때

혈액가스 장비

혈액가스 전극

전극	측정 전극	기준전극	전해질	막
pH (Sanz)	은/염화은	은/염화은	KCl 완충액	pH glass
$PaCO_2$(Severinghaus)	은/염화은	은/염화은	$NaHCO_3$	Teflon
PaO_2 (Clark)	백금	은/염화은	KCl 혹은 KOH 완충액	Polypropylene

CO-Oximeter 장비

- 혈액을 용혈시킨다.(적혈구막이 파괴되고, 혈장 안으로 Hb가 유리된다.)
  - 초음파식으로
  - 화학적으로
- 용혈시킨 이후에 샘플 챔버 안에서 얇은 필름으로 혈액을 떠온다.
- 샘플에 다양한 파장대의 적외선을 통과시킨다.
  - O_2Hb, RHb, COHb, METHb의 측정을 허용한다.

혈액가스 수집 기법

동맥천자

1. 의사의 주문을 확인한다.
2. 환자를 정확하게 확인한다.
3. 보충 산소가 정확하게 설정되어 있는지를 확인한다.
4. 필수 장비를 확보한다:
    A. 혈액수집 키트〔주사기, 바늘, 항균와이프(알콜과 요드), 바늘 보호대와 밀폐캡, 얼음 용기〕
    B. 검사용 장갑
    C. 눈보호 장비(고글이나 얼굴 차단)
    D. 얼음
    E. 필수 문서
5. 곁순환을 위해 수정된 Allen 검사를 수행한다.(노동맥 천자)
6. 개인용 보호장비 적용
7. 항균 와이프로 천자할 곳을 미리 닦는다.
8. 맥박 측정
9. 30-45° 사이의 각을 형성하면서 피부를 천자한다.
10. 샘플을 채취한다.(동맥압에 의해 혈액이 주사기 안으로 들어간다.)
11. 주사기를 제거하고, 주사기 바늘을 보호한다.
12. 주사기 바늘을 제거하고 샘플에서 공기를 빼낸다.
13. 밀폐 캡으로 주사기를 덮는다.
14. 샘플을 얼음 안에 넣는다.
15. 천자 부위에 5분 동안 압박을 직접 가한다.

동맥선으로부터 채취하기

1. 의사의 주문을 확인한다.
2. 환자를 정확하게 확인한다.
3. 보충 산소가 정확하게 설정되어 있는지를 확인한다.

4. 필수 장비를 확보한다:
   A. 혈액수집 키트(주사기, 바늘, 항균와이프(알콜과 요드), 바늘 보호대와 밀폐캡, 스토퍼, 얼음 용기)
   B. 5 mL 채혈용 주사기
   C. 검사용 장갑
   D. 눈보호 장비(고글이나 얼굴 차단)
   E. 얼음
   F. 필수 문서
5. 개인용 보호장비 착용
6. 중앙선에 결합된 모니터링/알람 시스템의 전원을 껀다.
7. 폐동맥 카테터의 먼쪽 부위에 있는 샘플 포트(sample port)에 캡을 제거한다.
8. 일회용 주사기를 샘플 포트에 연결한다.
   A. 주사기 안에 약 3 mL의 동맥혈이 차게 되면, 중단 꼭지를 돌린다.
   B. 동맥혈이 열린 포트로 나오지 않도록 중단 꼭지를 45°로 돌린다.
9. 주사기를 제거하고, 헤피린이 첨가된 혈액가스 주사기를 샘플 포트에 부착한다.
   A. 주사기 안에 혈액이 차게 되면 중단 꼭지를 돌린다.
10. 중단 꼭지를 완전히 돌린 후, 혈액가스 주사기를 제거한다.
    A. 혈액가스 주사기로부터 공기를 빼낸다.
    B. 밀폐 캡/스토퍼로 주사기를 덮는다.
    C. 샘플을 얼음 안에 넣는다.
11. "pig tail" 을 당기거나 분출 버턴을 누름으로서, 헤파린을 샘플 포트로부터 제거한다.
12. 모니터를 통해 동맥압의 파형을 확인하고, 그 다음 동맥선에 연결된 모니터/알람시스템을 재설정한다.
13. 그 부위를 깨끗이 닦는다.
14. 필수 문서를 작성하고, 샘플에 라벨을 붙인다.

혼합된 정맥혈 샘플 채취하기

혼합된 정맥혈은 폐동맥 카테터나 중앙선 카테어로부터 얻을 수 있는 좋은 샘플이다.

1. 의사의 주문을 확인한다.
2. 환자를 정확하게 확인한다.
3. 보충 산소가 정확하게 설정되어 있는지를 확인한다.

4. 필수 장비를 확보한다:
   - A. 혈액수집 키트(주사기, 바늘, 항균와이프(알콜과 요드), 바늘 보호대와 밀폐캡, 스토퍼, 얼음 용기)
   - B. 5 mL 채혈용 주사기
   - C. 검사용 장갑
   - D. 눈보호 장비(고글이나 얼굴 차단)
   - E. 얼음
   - F. 필수 문서
5. 개인용 보호장비 착용
6. 중앙선에 결합된 모니터링/알람 시스템의 전원을 끈다.
7. 폐동맥 카테터의 먼쪽 부위에 있는 샘플 포트(sample port)에 캡을 제거한다.
8. 일회용 주사기를 샘플 포트에 연결한다.
   - A. 주사기 안에 약 3 mL의 혼합된 정맥혈이 차게 되면, 중단 꼭지를 돌린다.
   - B. PA 압력이 낮기 때문에, 수동으로 주사기 당겨 정맥혈을 추출한다.
9. 주사기를 제거하고, 헤파린이 첨가된 혈액가스 주사기를 샘플 포트에 부착한다.
   - A. 혈액가스 주사기 안에 혈액이 차게 되면 중단 꼭지를 돌린다.
10. 중단 꼭지를 완전히 돌린 후, 혈액가스 주사기를 제거한다.
    - A. 혈액가스 주사기로부터 공기를 빼낸다.
    - B. 밀폐 캡/스토퍼로 주사기를 덮는다.
    - C. 샘플을 얼음 안에 넣는다.
11. "pig tail" 을 당기거나 분출 버턴을 누름으로서, 헤파린을 샘플 포트로부터 제거한다.
12. 모니터를 통해 동맥압의 파형을 확인하고, 그 다음 동맥선에 연결된 모니터/알람시스템을 재설정한다.
13. 그 부위를 깨끗이 닦는다.
14. 필수 문서를 작성하고, 샘플에 라벨을 붙인다.

동맥혈 가스 분석

동맥혈 가스 수치	
변수	범위
pH	7.35-7.45
$PaCO_2$	35-45 ㎜ Hg
HCO_3^-	22-26 mEq/L
BE	± 2
PaO_2	80-100 ㎜ Hg

동맥혈 가스검사 결과의 분석을 정확하게 하기 위해서는 먼저 정상 수치를 기억해야 한다. 정상 수치를 기억한 이후에, 혈액 가스를 분석한다.

동맥혈 가스검사를 분석하는 단계들

호흡 장애

1. pH를 평가한다: 산성인지? 알카리성인지?
2. $PaCO_2$ 를 평가한다. $PaCO_2$ 가 반대편 pH로 움직이고 있는가?(한쪽이 증가하면, 반대쪽이 감소한다.) 만약 그렇다면, 그것은 호흡 장애이다.
3. 만약 호흡성 산독증이라면, 그것이 급성인지 만성인지를 결정한다:
   A. 급성: $PaCO_2$ 이 10 ㎜ Hg 증가하면, pH가 0.08 감소되어야 한다.
   B. 만성: $PaCO_2$ 이 10 ㎜ Hg 증가하면, pH가 0.03 감소되어야 한다.
4. 만약 호흡성 알카리독증이라면, 그것이 급성인지 만성인지를 결정한다:
   A. 급성: $PaCO_2$ 이 10 ㎜ Hg 감소되기 위해서는 pH가 0.08 증가되어야 한다.
   B. 만성: $PaCO_2$ 이 10 ㎜ Hg 감소되기 위해서는 pH가 0.03 증가되어야 한다.

대사 장애

1. pH를 평가한다: 산성인지? 알카리성인지?
2. $PaCO_2$ 를 평가한다. $PaCO_2$ 가 pH와 같은 방향으로 움직이고 있는가?(한쪽이 증가하면, 반대쪽이 감소한다.) 만약 그렇다면, 그것은 대사성 산/염기 장애이다.

대사성 산독증

1. 만약 대사성 산독증이라면, 그것이 AG(anion gap) 산독증인지를 결정한다:
   A. $AG = Na^+ - (Cl + HCO_3^-)$
   B. 노트: HCO_3^- 는 혈액가스와 동시에 전해질 패널로부터 축출되어야 한다.
   C. 정상 AG = 8−12 ±2(K는 포함되지 않음), 10−20 ±(K 포함)
   D. 만약 AG가 12보다 크다면, 그것은 AG 산독증이다.
2. Winter 공식을 이용하여 호흡 보상을 결정한다:
   A. $PaCO_2 = 1.5(HCO_3^-) + 8(\pm 2)$
   B. 노트: HCO_3^- 는 혈액가스와 동시에 전해질 패널로부터 축출되어야 한다.
   C. 만약 $PaCO_2$ 가 예상(Winter 공식)했던 것보다 작다면, 일차 호흡성 알카리독증이다.
   D. 만약 $PaCO_2$ 가 예상(Winter 공식)했던 것보다 크다면, 일차 호흡성 산독증이다.
3. 델타 갭(delta gap)을 결정한다.
   A. 교정된 $HCO_3^- = HCO_3^- + (AG-12)$
   B. 만약 델타 갭이 24보다 작다면, 그것은 non−anion gap 산독증이다.
   C. 만약 델타 갭이 24보다 크다면, 그것은 대사성 산독증이다.

대사성 알카리독증

- 대사성 알카리독증의 보상은 대사성 산독증의 보상과는 다르게 선형적이지 않다.(노트: Winter 공식을 사용하지 않는다.)
- 보상은 호흡 드라이브를 하강시키고, $PaCO_2$ 를 증가시키는 경향이 있을 것이다.

- 예측 $PaCO_2$ 을 계산한다.
  - $PaCO_2 = 0.9\ (HCO_3^-) + 9$
  - 노트: HCO_3^- 는 혈액가스와 동시에 전해질 패널로부터 축출되어야 한다.
- 만약 $PaCO_2$ 가 예상했던 것보다 작다면, 일차 호흡성 알카리독증이다.
- 만약 $PaCO_2$ 가 예상했던 것보다 크다면, 일차 호흡성 산독증이다.

주의/함정

- 전해질 패널에서 나온 HCO_3^- 를 이용한다. 그러나 혈액가스로부터 계산된 값은 아니다.
- 혈액가스와 동시에 전해질 패널로부터 축출한다.
- 거론된 공식을 적용한다.

호흡장애 병인학

호흡성 산독증	호흡성 알카리독증
폐질환(예; COPD, 폐렴)	CNS 질환(CVA, 종양, 감염)
가슴막 질환(예; 삼출, 혈액가슴, 공기가슴증)	호르몬/약(예; 프로게스테론, 살리실산염)
신경근육성 질환(근병리증, 신경병리증)	고열(그람 음성균 패혈증)
CNS 하강(진정제, 마취제, 호흡중추 병터)	갑상샘항진증
급성 기도 폐쇄	근심
	임신

대사성 산독증 병인학

anion gap 산독증	non-anion gap 산독증
메탄올	과영양섭취
요독증(콩팥부전)	아세타졸아미드
DKA	RTA(신세뇨관산증)
파라알데히드	설사
선천성 대사장애	요관구불창자이음술
젖산성 산증	췌장루(Pancreatic fistula)
에틸렌 글라이콜 중독	
살리실산염	

대사성 산독증 병인학

세포외액 용적 고갈(구토, 이뇨치료, 설사제 남용)
심한 포타슘 고갈
광물부신겉질호르몬 과도 증후군(Cushing 증후군, 호르몬)
Bartter 증후군

PaO_2 의 평가

- PaO_2 80−100 ㎜ Hg ; 정상
- 60 ㎜ Hg < PaO_2 < 80 ㎜ Hg ; 약한 저산소증
- 40 ㎜ Hg < PaO_2 < 60 ㎜ Hg ; 중등도 저산소증
- PaO_2 < 40 ㎜ Hg ; 심한 저산소증

문합 결정(Shunt Determination)

정의

폐순환에서 관류가 환기를 초과할 때 문합 상태가 일어난다. 문합된 혈류가 환기된 폐포와 연결되지 않기 때문에, 동맥혈에서 산소 수준이 감소하게 된다. 문합은 산소치료에 잘 반응하지 않는다(불응성 저산소증). 건강한 사람의 경우, 문합농도(shunt fraction)는 일반적으로 3%-5%이다.

설명

생리적 문합은 아래와 같은 정보를 가진 임상가에 의해 측정될 수 있다:

- 동맥혈 가스(혼합된 정맥혈 가스와 동시에 축출됨)
- 혼합된 정맥혈 가스(동맥혈 가스와 동시에 축출됨)
- 기압(P_B)
- 흡인산소농도(fraction of inspired oxygen, F_IO_2)
- 동맥혈 가스와 혼합된 정맥혈 가스에 대한 Co-oximetery 데이터

고전 생리적 문합 방정식에서의 중요한 가정

- P_AO_2 은 말단 모세혈관 동맥산소분압(CcO_2)과 동일한 것으로 추정된다.
- CcO_2 은 1.0 이나 100%의 헤모글로빈 포화를 나타낸다.

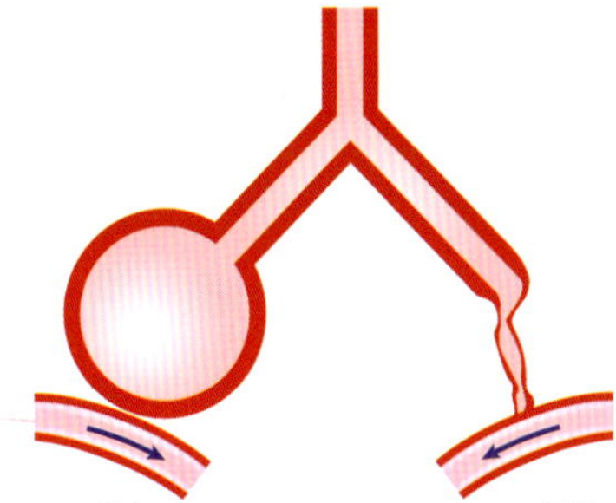

계산

1. CcO_2 을 계산한다

- 먼저, 만약 P_IO_2가 0.6 미만일 때의 폐포내산소분압(P_AO_2)을 계산한다.

  P_IO_2 – 흡입산소농도

  P_B – 기압

  PaO_2 – 동맥혈내의 이산화탄소 분압

$$P_AO_2 = F_IO_2(P_B - 47\ mm\ Hg) - \frac{PaCO_2}{0.8}$$

- P_IO_2가 0.6 보다 클 때의 P_AO_2을 계산한다.

$$P_AO_2 = F_IO_2(P_B - 47\ mm\ Hg) - PaCO_2$$

- 그 다음, 말단모세혈관 산소함량(CcO_2)을 계산한다.

  Hb – 헤모글로빈 함량(gm/dL)

$$CcO_2 = (1.34 \times Hb) + (0.003 \times P_AO_2)$$

2. 동맥혈 산소함량(CaO_2)을 계산한다.
   Hb – 헤모글로빈 함량(gm/dL)
   SaO_2 – 동맥혈 산소포화도

$$CaO_2 = SaO_2(1.34 \times Hb) + (0.003 \times PaO_2)$$

3. 혼합된 정맥혈 산소함량(CvO_2)을 계산한다.
   PvO_2 – 혼합된 정맥혈의 산소분압
   SvO_2 – 혼합된 정맥혈의 산소포화도

$$CvO_2 = SvO_2(1.34 \times Hb) + (0.003 \times PvO_2)$$

4. 문합농도를 계산한다.
   Q_S – 문합된 심박출량
   Q_T – 전체 심박출량

$$\frac{Q_S}{Q_T} = \frac{CcO_2 - CaO_2}{CcO_2 - CvO_2}$$

일반적인 지침

$Q_S/Q_T < 10\%$ – 정상

10% < QS/QT < 20% – 폐내 이상(intrpulmonary abnorality)이 존재함

20% > QS/QT < 30% – 뚜렷한 폐내 문합이 존재하고, 이것은 생명을 위협할 수 있다.

사강과 일회호흡량의 비율(V_D/V_T 비율)

사강/일회호흡량의 비율(V_D/V_T 비율)은 폐포(사강)에서 가스교환에 참여하지 않는 환기의 농도를 결정하는 수단이다. 동맥혈 가스와 호기 이산화탄소분압($PECO_2$)은 이런 계산을 수행하는데 필요하다. $PECO_2$은 혈액가스 분석기를 이용하여 일회호흡말 이산화탄소 모니터링(Capnography)이나 혹은 혼합된 가스의 이산화탄소분압의 분석에 의해 결정될 수 있다. 호기말이산화탄소분압측정(Capnography)는 가장 편리한 방법이다.

$$V_D / V_T = \frac{P_aCO_2 - P_ECO_2}{P_aCO_2}$$

정상 범위: 0.2-0.4

산소포화도

정의

산소포화도는 파장이 다른 두 개 광선(적색광과 적외선)을 이용하여 비침습적인 방법으로 헤모글로빈의 산소포화도를 측정한다. Beer 법칙을 이용한 흡수분광광도계를 통하여, 산화된 헤모글로빈(O_2Hb)과 탈산화되거나 감소된 헤모글로빈(RHb)의 비율을 측정할 수 있다.

설명

- 동맥혈 산화헤모글로빈 포화도의 적절성을 모니터한다.
- 동맥혈 산화헤모글로빈 포화도에 대한 치료적 중재를 평가한다. (산소치료, 기계식 환기)
- 진단적 혹은 중재적 절차를 수행하는 동안 모니터한다.

기술의 제한점

- 아래 조건에서는 산소포화도가 비현실적이거나 제한된 수행을 제공할 수 있다:
  - 동잡음(motion artifact)
  - 강한 대기 광선
  - 기능부전성 헤모글로빈(COHb, METHb)의 백분율 증가
  - 혈관내 색소
  - 손톱 광택이나 인조 손톱
  - 좋지 못한 말초혈관 관류
- 위의 조건 아래에서, 산소포화도 정확성에 대한 확인은 Co-oximetry으로부터 얻어진 SaO_2와의 비교에 의해 수행될 수 있다.

기법

1. 절차의 필요성을 결정한다.
2. 필수 장비를 확보한다:
   - 산소포화도계/모니터
   - 프로브
   - 알콜 패드
3. 산소포화도계/모니터에 적절한 전원을 연결한다.
4. 모니터링 지점을 선택한다:
   - 손가락/귀/발가락(성인)
   - 발(유아)
5. 만약 프로브가 일회용이 아니라면, 알콜 패드를 이용하여 프로브를 깨끗하게 닦는다.
6. 프로보를 환자에게 연결한다.
7. 적절한 신호강도(파형)인지를 확인하기 위해 산소포화도 그래프를 관찰하고, 포화도 그래프와 심박동수를 기록한다.
8. ECG 모니터나 촉진을 통해 심박동수를 확인한다.

산소포화도 측정

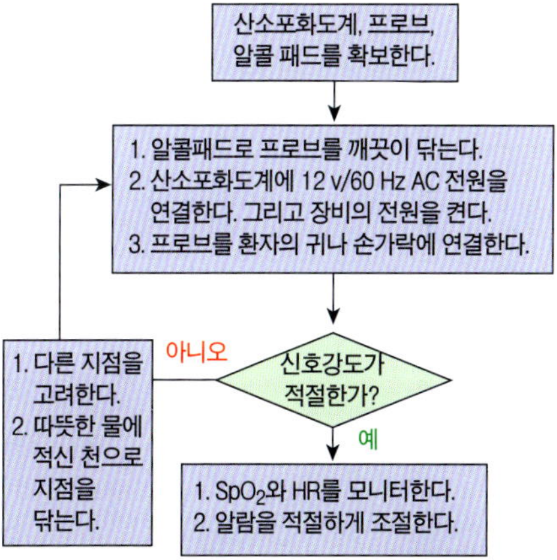

호기말이산화탄소분압측정(Capnography)

호기말이산화탄소분압측정 혹은 일회호흡말 CO_2 모니터링은 호기이산화탄소 분압을 결정하는 하나의 방법이다. 호기말이산화탄소분압측정계는 적외선 범위의 흡수분광광도계를 통하여 일회호흡말 이산화탄소를 측정한다. 일회호흡말($P_{et}CO_2$)은 디지털값이나 그래프로 배열될 수 있다.

적응증

- 폐질환의 정도를 모니터한다.
- 치료에 대한 반응을 평가한다.
- 기계식 환기를 적용하는 동안 모니터한다.
- 폐순환, 체순환, 관상동맥흐름의 적절성을 모니터한다.

기술의 제한점

- 가스 성분이 적절성에 악영향을 줄 수 있다.
  (산소와 산화질소는 비슷한 흡수스펙트럼을 가진다.)
- 높은 환기비율은 몇몇 모니터의 반응시간을 초과할 수 있다.
- 응축액이나 폐의 분비물은 적외선 전달을 차단하여, 검사 결과에 영향을 줄 수 있다.
- 순환누출(circuit leak)은 샘플 수집에 역효과를 줄 수 있다.

기법

- 절차의 필요성을 결정한다.
- 필수 장비를 확보한다:
  - 호기말이산화탄소분압계
  - 프로브/어답터
  - 보정가스
- 제조자의 지시사항에 따라 호기말이산화탄소분압계를 보정한다.
- 제조자의 지시사항에 따라 어답터를 환자의 기도에 연결한다.
- 적절한 샘플 파형을 관찰한다.
- 가능하다면, 호기말 이산화탄소분압과 동맥혈 가스를 비교한다.
- 트렌딩과 모니터링을 할 수 있는 장비를 이용한다.

기준값

기준값은 건강한 사람(예; 비흡연자, 폐질환이 없는 사람)을 대상으로한 많은 연구로부터 얻어진 것이다. 특정한 성별, 연령대, 신장 및 인종에 대한 예상값을 예측하기 위해, 공식으로부터 수집된 데이터를 회귀방정식(선형과 비선형)에 적용한다.

폐활량의 기준값

학자, 년도	연령	검사 횟수	인종
Hankinson, 1999	8–80	7429	백인, 이프리카계 미국인 멕시칸계 미국인
Miller, 1985	18–85	226	백인
Knudson, 1983	25–84	697	백인
Crapo, 1981	15–91	251	백인

D_LCO 기준값

학자, 년도	연령	검사 횟수	인종
Roca, 1990	20–70	361	지중해 사람 (바르세롤라, 스페인)
Knudson, 1987	25–64	228	백인
Crapo, 1983	15–91	123	백인

폐용적(TLC, RV) 기준값

학자, 년도	연령	검사횟수	인종
Crapo, 1982	15–91	245	백인
Black, 1974	16–59	193	백인

기준값의 선택

- 연구대상자와 비슷한 연령대, 신장, 성별 및 인종에서 나타나는 기준값을 선택한다.
  - 미국흉부학회(ATS)는 폐활량을 위해 NHANES III 예측 정상수치(Hankinson, 1999)의 이용을 권장한다.
  - ATS는 D_LCO나 폐용적 기준값에 대한 권장사항을 가지고 있지 않다.
- 정상수치의 하한값(LLN)은 5번째 퍼센타일을 이용하여 설정되어야 한다.(낮은 5%는 비정상적이고, 가짜양성으로 정의된다.)
  - LLN을 견적할 수 있다.
  - LLN = 예측값 − (1.645 × SEE)
  - SEE = 견적의 표준 실수
- LLN에 대한 고정된 예측 백분율(80%)의 이용을 피해야 한다.
  - 고령자이고 키가 작은 대상자는 비정상으로 잘못 분류될 수 있다.
  - 젊고 키가 큰 대상자는 정상으로 잘못 분류될 수 있다.

분석적 전략

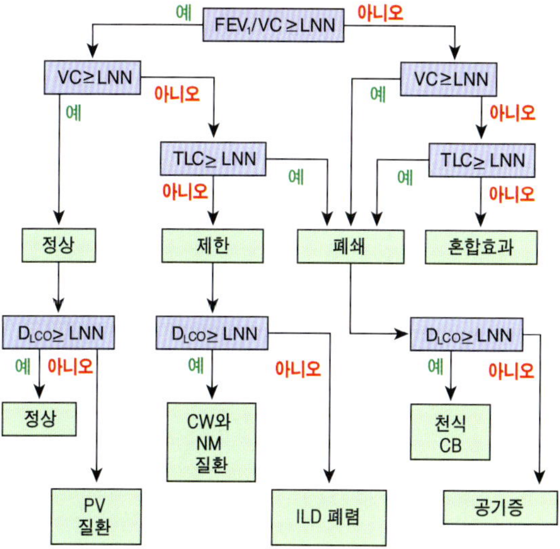

PV - 폐혈관 질환
CW - 가슴막 질환
NM - 신경근육 질환
ILD - 특발성 폐질환
CB - 만성 기관지염

해석 단계

폐쇄를 위한 평가

- FEV_1/FVC를 위해 LLN를 사용한다. 그러나 고정된 백분율은 아니다.
- 기류/용적 곡선의 형태를 평가한다.

폐활량(VC)의 평가

- 만약 VC < LLN 이라면, 폐용적 결정(체적변동기록장치)으로 확인한다.
  - TLC < LLN 이고, FEV_1/FVC 이 정상이거나 증가되면, 제한성 폐질환이다.
  - FEV_1/FVC < LLN이고, TLC < LLN 이면, 폐쇄성/제한성의 혼합 질환이다.

제한 정도나 폐쇄 정도의 평가

- 폐쇄
  - FEV_1/FVC < 70%
    - FEV_1 ≤ 80%이면, 약한 경우
    - FEV_1 ≤ 60−69%이면, 중등도
    - FEV_1 ≤ 35−49%이면, 심한 경우
    - FEV_1 < 35%이면, 매우 심한 경우
- 제한(폐용적)
  - TLC < LLN 이고, FEV_1/FVC 이 정상이거나 증가된 상태에서
    - LLN < TLC > 70%이면, 약한 경우
    - 60% < TLC > 70%이면, 중등도
    - TLC < 60% 이면, 약간 심한 경우

가스교환(D_LCO)의 평가

- 정상 폐활량을 가지고, D_LCO가 감소된 경우
  - 폐혈관질환, 초기 천식 혹은 초기 공기증을 배제한다.
- 감소된 FEV_1/FVC를 가지고 D_LCO가 감소된 경우
  - 공기증
- D_LCO가 증가된 경우
  - 천식
  - 폐출혈
  - 운동 사전 검사나 적혈구증가증 배제
- 심각도의 평가
  - 60% D_LCO ≤ LLN 이면, 약한 경우
  - 40% ≤ D_LCO ≤ 60% 이면, 중등도
  - D_LCO < 40% 이면, 심한 경우
- 다른 기여 요소의 배제
  - 등뼈 문제(예; 뒤굽음옆굽음증, 뒤굽음증)
  - 신경근육성 질환

보정과 품질통제 (폐기능 장비)

정의

보정

결정 수치(용적이나 기류)와 실제 수치(용적이나 기류) 사이의 관계. 알려진 기준값과 일치되도록 장비 조절이 이루어진다.

품질통제

알려진 기준값에 대해 장비의 정확도와 정밀도를 결정하는 방법

생물직 조절

시간의 경과에 따라 반복적으로 검사되는 대상자는 폐질환을 가지고 있지 않다.

정확도(accuracy)

여러 번 측정의 평균값

정밀도(Precision)

같은 장비로 같은 결과를 만들어내는 정도

장비

- 3ℓ 의 주사기: 전체 범위(3ℓ 용적에 대한 15 mℓ)에 걸쳐 ±15 mℓ 혹는 ±5%.
- 기류속도계(Rotometer): 기류속도를 측정하는 장비
- 등열성 플라스크: 3~4ℓ 의 삼각 플라스크에 copper wool를 채우고, 2개의 출구를 가진 스톱퍼로 덮는다.
- 폐활량계 무게: 누출을 체크하기 위해, 변위 폐활량계의 꼭대기에 올려놓는 무게로써, 약 3 cm H_2O의 압력을 일으킬 수 있다.
- 스톱와치: 타이밍 장비의 정확도를 체크할 때 이용됨.

미국흉부학회 품질통제 권장사항: 폐활량계

기법	빈도	일차 폐용적 폐활량계	일차 기류 폐활량계
용적: 3 ι 주사기 (±0.5%)로 보정	매일	3.5% 혹은 65 mL 중 큰 쪽	±3.5% 혹은 65 mL 중 큰 쪽 기류는 다양해야 한다: 1) ≤0.5 ι /s 2) 0.5–3 ι /s 3) ≥3 ι /s
누출 체크: ≥ 3 cm H_2O	매일	1분 경과시 용적 소실 > 30 mL 는 교정을 필요로하는 누출이 있음을 의미한다.	없음
용적 선형성: 보정주사기로 1 ι 증가	4개월 마다	±3.5% 혹은 65 mL 중 큰 쪽	±3.5% 혹은 65 mL 중 큰 쪽
기류 선형성: 3개의 서로 다른 기류를 이용한 보정주사기 1) ≤0.5 ι /s 2) 0.5–3 ι /s 3) ≥3 ι /s	4개월 마다	±3.5% 혹은 65 mL 중 큰 쪽	±3.5% 혹은 65 mL 중 큰 쪽
타이머	4개월 마다	기계식 기록장치는 스톱와치로 체크되어야 한다.	기계식 기록장치는 스톱와치로 체크되어야 한다.

미국흉부학회 품질통제 권장사항: 폐용적

기법	빈도	체적변동기록장치	질소세척법	헬륨희석법
용적: 3 L 주사기 (± 0.5%)	매일	기류센서: ± 3.5% 혹은 65 mL 중 큰 쪽 기류는 다양해야 한다: 1) ≤ 0.5 L/s 2) 0.5–3 L/s 3) ≥ 3 L/s	기류센서: ±3.5% 혹은 65mL 중 큰 쪽 기류는 다양해야 한다: 1) ≤ 0.5 L/s 2) 0.5–3 L/s 3) ≥ 3 L/s	기류센서: ±3.5% 혹은 65mL 중 큰 쪽 기류는 다양해야 한다: 1) ≤ 0.5 L/s 2) 0.5–3 L/s 3) ≤ 3 L/s 수봉(water seal) 폐활량계: 1) 3 L 주사기 (± 0.5%) 2) 누출 체크: 1분 경과 시 < 30 mL
압력변환기: 변환기 범위내의 용적 시그날	매일	매일	없음	없음

계속

미국흉부학회 품질통제 권장사항: 폐용적(계속)

기법	빈도	체적변동기록장치	질소세척법	헬륨희석법
용적 정확도	4개월 마다	등열성 플라스크: ± 3% 혹은 50 mL	없음	없음
가스분석기: 보정	검사 전	없음	실내공기: 78.08% 100% O_2: 0%	없음
가스분석기: 선형성	6개월 마다	없음	40% N_2 정밀도 가스: ± 0.5%	알려진 공기 용적을 이용하여 알려진 He 농도를 희석하다 : ±0.5% 완전 척도
생물학적 조절	매달	매달	매달	매달

미국흉부학회 품질통제 권장사항: 확산(D_LCO)		
기법	빈도	기준
용적: 3 L 주사기(± 0.5%)	매일	일차 용적: ± 3.5% 혹은 65 mL 일차 기류: 기류센서: ± 3.5% 혹은 65 mL 중 큰 쪽 기류는 다양해야 한다: 1) ≤0.5 L/s 2) 0.5−3 L/s 3) ≥3 L/s 수봉(Water seal)
가스분석기: 제로잉(Zeroing) 분석기	연구 전	제로잉 리딩(zeroing reading)
가스분석기: 3L 보정주사기로 D_LCO 검사	1주 마다	1) "0" 가까운 측정된 D_LCO 2) VI ≃ 3.3 L
가스분석기: 선형성	4개월 마다	검사 가스나 정밀도 검사 가스의 연속적 희석
생물학적 조절	1주 마다	≤10% 이미 측정된 연구로부터
타이머	4개월 마다	스톱와치 증거

필수 기록 양식

보정 수치를 매일 기록한다.

서비스 요청에 따른 장비의 수리나 변화의 기록

컴퓨터의 소프트웨어/하드웨어의 업데이트

실험 절차 매뉴얼

보정과 품질통제(혈액가스 기구)

보정은 가스와 완충액의 농도를 알기 위한 전극이나 센서의 노출이다. 장비는 측정값이 보정값과 같아지도록 조절된다.

- 원 포인트 보정 – 하나의 정밀도 가스와 완충액
- 투 포인트 보정 – 두 개의 정밀도 가스와 완충액
- 보정은 자동으로 이루어지고, 일반적으로 30분 마다 이루어진다.

예상 보정값의 계산

보정값 = 가스 %(P_B – 47 mm Hg)

가스 % = 십진법으로 표현되는 정밀도 가스 백분율

P_B = 기압

47 mm Hg - 수증기 분압

	전형적인 높은 보정	전형적인 낮은 보정
PO_2	0%	10%
PCO_2	5%	12%
PH	6.840	7.384

품질통제

품질통제는 문제점을 확인하기 위해 통계적 분석의 적용과 알려진 정밀도 가스와 완충액을 무작위으로 샘플링하는 것이다. 상업적으로 이용될 수 있는 품질통제의 재료는 다음과 같다:

- 수용액(aqueous solution)
- 혈액에 기반된 제품(blood-based product)
- 염화불화탄소제품(fluorocarbon)

품질통제의 빈도

- 제조사의 지시사항에 따라 보정한다.
- 한 번의 품질통제는 8시간 마다 이루어진다.
  (적어도 매일 가장 낮은 질과 가장 높은 질을 포함한다.)
- 품질통제의 회전은 알카리독증 검사와 산독증 검사를 모두 포함한다.

토노메트리(tonometry)

- 토노메트리는 전체 혈액이나 완충액과 알려진 정밀도 가스의 평형형성이다.
- 토노메트리는 정밀도 가스 혼합물과 샘플 용액의 평형을 이루기 위해 혹은 샘플 용액을 통해 가스 혼합물의 거품을 일으키기 위해 샘플 용액을 회전시킨다.(비커와 같은 원심분리기)
- 양쪽 모든 종류는 37°의 온도를 유지하고, 수증기로 완전히 포화된 가스를 유지한다.
- 예상값은 가스의 보정값을 계산하는 공식을 통해 계산될 수 있다.

Levey-Jennings 차트

- Levey-Jennings 차트는 제시된 많은 숫자의 평균과 표준편차에 관련하여 품질통제 결과를 그래프로 나타낸다. 통제 내의 장비 작동은 평균(±2의 표준편차)에 대해 무작위로 분산된 값을 가질 것이다.

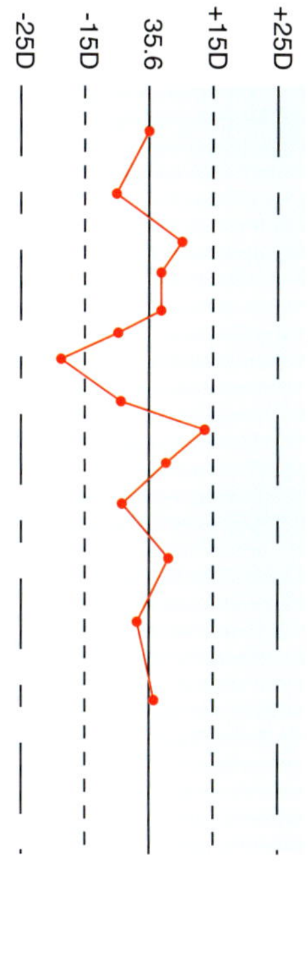
+25D
+15D
35.6
-15D
-25D

경향(trend)

■ 경향은 증가하거나 감소하는 6번 이상의 질적 관리의 가치이다.

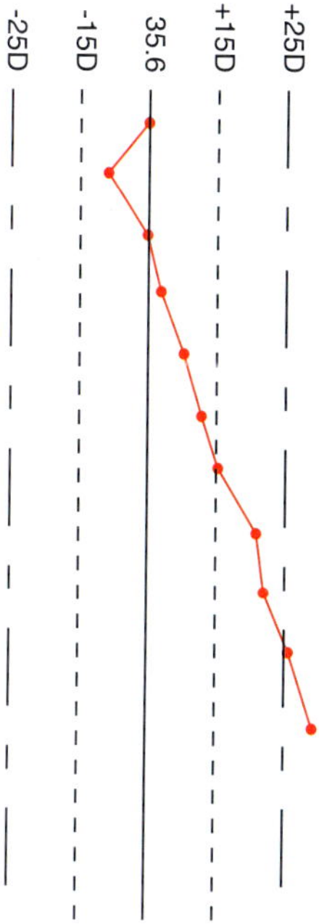

이동(shift)

■ 이동은 평균보다 높거나 낮은 6번 이상의 질적 관리의 가치이다.

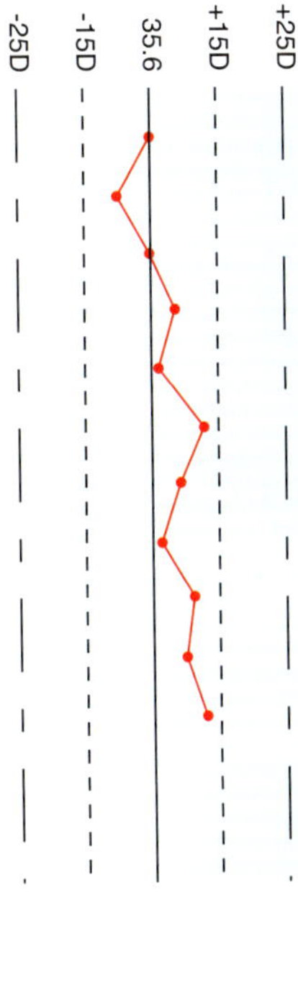

품질통제의 흔한 문제점		
원인(cause)	이동(shift)	경향(trend)
새로운 많은 숫자의 품질통제 재료	X	
전극이나 센서	X	X
새로운 시약	X	
전극이나 센서의 단백질 오염		X

감염 조절

직접 접촉방식이나 간전 접촉방식의 폐기능 검사를 하는 동안 미생물 전염의 위험이 존재한다. 아래의 특별한 장비 감염 조절 절차 뿐만 아니라, 질병통제센터(CDC)의 표준 주의사항이 원치 않는 미생물 전염을 방지해 줄 것이다.

표준 주의사항

- 환자를 만지기 전이나 이후에 임상가의 손 위생을 철저히 해야 하고, 마우스피스, 튜빙, 호흡밸브, 폐활량계의 안쪽면 등과 같은 장비를 관리한 다음에도 손의 위생을 철저히 해야 한다.
- 오염된 물체를 만질 때 장갑 사용을 권장한다.
  - 장갑을 제거한 후, 손의 위생을 철저하게 유지해야 한다.
- 임상가와 환자 모두는 호흡 위생/기침 에티켓을 실행해야 한다.

장비의 특별 권장사항

- 제조사의 승인이 있다면, 일회용 마우스피스/회로를 사용한다.
  - 모든 일회용 품목은 사용후 폐기한다.

- 일회용 노즈클립과 일회용 고효율 필터의 사용
  - 사용 후 폐기한다.
- 재사용 호흡회로와 마우스피스
  - 눈으로 확인할 수 있는 오염있거나 응축이 있다면, 회로를 소독/살균한다.
  - 다음 환자를 위해 마우스피스를 소독/살균한다.
  - 특별한 냉각 살균이나 소독 방법을 위한 제조사의 권장사항을 지킨다.
- 닫힌회로 폐활량계
  - 다음 환자를 위해, 남아 있는 비말핵을 제거하기 위해 적어도 5번은 실내 공기로 수집 시스템을 분출한다.
  - 다음 환자를 위해 마우스피스나 호흡회로를 바꾸거나 소독한다.
- 열린회로 폐활량계
  - 다음 환자를 위해 마우스피스나 호흡회로를 바꾸거나 소독한다. 특히, 다음 환자에게 사용되는 회로를 재호흡할 때 사용해도 꼭 소독해야 한다.
- 체적변동기록장치
  - 다음 환자를 위해 마우스피스나 호흡회로를 바꾸거나 소독한다.
  - 다음 환자를 위해 환자와 접촉하는 안쪽 표면을 소독한다.
- 운동검사 장비
  - 다음 환자를 위해 마우스피스나 호흡회로를 바꾸거나 소독한다.
  - 다음 환자를 위해 환자와 접촉하는 표면을 소독한다.
  - 다음 환자를 위해 ECG 채널을 소독한다.
  - 가스용적측정기, 호흡밸브, 혹은 수집 장치를 지지하기 위해 사용된 헤드기어나 지지 멜빵을 소독한다.
- 산소포화도장치
  - 다음 환자를 위해 프로브를 교체하거나 소독한다.
  - 다음 환자를 위해 산소포화도계의 표면을 깨끗하게 청소한다.

■ 호기말이산화탄소분압 측정 장치

- 제조사의 지시에 따라 환자에게 사용한 프로브/센서를 닦는다.
- 다음 환자에게 사용하기 전에 호기말이산화탄소분압 측정장비의 표면을 청결하게 유지한다.

자주 사용하는 전화번호

	전화번호/연결번호
보안실	
ICU	
응급실	
ER (빠른 트랙)	
CCU	
NICU	
PICU	
전문관리실 (ECG Telemetry)	
PET LAB	
수술실	
단기 수술실	
심장초음파검사실	
방사선실	
약국	
미생물실	
병리실	
물리치료실	
작업치료실	
감염통제센터	
IV 치료실	
내과	
종양과	
정신과	
정형외과	
소아과	

계속

자주 사용하는 전화번호 – *계속*

	전화번호/연결번호
외과	
산부인과	
생체의학실	
정보기술 도움 데스크	
원무실	
중앙 서비스/ 중앙공급실	
예배실	
환자 고충처리센터	
사회사업실/관리경영실	
도서관	
유지보수실	
임직원 건강관리실	
인사관리실	
기타	
기타	

의사에 대한 정보	
성명	
진료분야	
사무실/휴대폰	
성명	
진료분야	
사무실/휴대폰	
성명	
진료분야	
사무실/휴대폰	
성명	
진료분야	
사무실/휴대폰	
성명	
진료분야	
사무실/휴대폰	
성명	
진료분야	
사무실/휴대폰	

계속

의사에 대한 정보– *계속*	
성명	
진료분야	
사무실/휴대폰	
성명	
진료분야	
사무실/휴대폰	
성명	
진료분야	
사무실/휴대폰	
성명	
진료분야	
사무실/휴대폰	
성명	
진료분야	
사무실/휴대폰	
성명	
진료분야	
사무실/휴대폰	

행사 스케줄(프로젝트 발표, 학기말 리포트, 시험, 세미나, 수업 등)

날짜/시간	행사	세부사항

Schedule Planner/Organizer Month ________

ACLS	NRP	Misc.	Misc.
PALS	CPR	Misc.	Misc.

Physician Consultation

Physician:	**Office Phone:**		**Cell Phone:**	
Specialty:				
Patient Name Date/Time				
Patient Diagnosis				
Vital Signs Breath Sounds	HR	RR	BP	Temp SpO_2
ABGs	pH	$PaCO_2$	HCO_3^-	
Chest X-Ray	PaO_2	SaO_2	Hb	

PFT Results	**Value**	**Measured**	**Predicted (LLN)**	**% Predicted**
	FVC FEV_1			
	FEV_1/FVC			
	PEF			
	$FEF_{25\%-75\%}$ TLC			
	RV			
	RV/TLC			
	FRC D_LCO			
	D_LCO/V_A			
Concerns Suggestions				

6–Minute Walk Test

Date:

Patient Name:

Blood Pressure:

Medications:

Supplemental O_2 ☐ Yes ☐ No, flow rate ________ Delivery device: ________

Lap Counter (check box for each lap completed):

☐☐☐☐☐ ☐☐☐☐☐ ☐☐☐☐☐

☐☐☐☐☐ ☐☐☐☐☐ ☐☐☐☐☐

	Baseline	Post-Test
Time		
Heart Rate		
Dyspnea		
SpO_2		

Early Termination of Test: ☐ Yes ☐ No Cause for early termination:

Other Symptoms:

Number of Laps ________ x 60 m = ________ + Partial Lap ________ m = ________ m Walked

Meters walked in 6 minutes = ________ m

자주 사용되는 방정식

온도 전환

$$C° = (F - 32)\frac{5}{9}$$

$$F° = \left(\frac{9}{5} \times C°\right) + 32$$

무게 전환

Lbs = Kg x 2.2

$$Kgs = \frac{Lb}{2.2}$$

길이 전환

$$cm = inches \times 2.54 \quad inches = \frac{cm}{2.54}$$

압력 전환

$$in\ Hg = \frac{\frac{mm\ Hg}{10}}{2.54} \qquad kPa = \left(\frac{mm\ Hg}{10}\right)0.1333224$$

BTPS와 STPD 전환

$$BTPS\ 인자\ = \frac{P_B - P_{H_2O}}{P_R - 47} \times \frac{310}{T + 273}$$

$$STPD\ 인자\ = \frac{P_B - P_{H_2O}}{760} \times \frac{273}{T + 273}$$

MVV의 방정식

$$MVV = FEV_1 \times 35$$

백분율 향상

$$\text{향상 \%} = \frac{\text{전} - \text{후}}{\text{후}} \times 100$$

희석 폐용적 방정식

질소세척법

$$FRC = \frac{VN_2 \times (V_{Etot} + V_D) - N_{2tis}}{F_A N_2 - F_A N_{2final}}$$

헬륨희석법

$$V_s = \frac{V_{He\ added}}{He_{init}}$$

$$FRC = V_s \left(\frac{He_{init} - He_{final}}{He_{final}} \right) - 0.10\,L$$

D_LCO 방정식

$$V_A = \left(IVC \left(\frac{He_I}{He_E} \right) \right) STPD \text{ 인자}$$

$$D_LCO = \left(\frac{(V_A) \times 60}{(P_B) - 47} \right) \times ln \left(\frac{F_A CO_I}{F_A CO_E} \right)$$

COHb 교정

$$D_LCO\ \text{예측} = D_LCO\ \text{예측} \times (102\% - COHb\%)$$

높이 교정

$$D_LCO\ \text{예측} = \frac{D_LCO\ \text{예측}}{(1+0.0031)(P_IO_2-150)}$$

비정상 헤모글로빈을 위한 조절(빈혈이나 적혈구혈증)

$$D_LCO\ \text{예측} = D_LCO\ \text{예측}\left(\frac{1.7\times Hb}{10.22+Hb}\right)$$

15세 미만의 아동과 여성을 위한 조절

$$D_LCO\ \text{예측} = D_LCO\ \text{예측} \times \left(\frac{1.7\times Hb}{(9.38\times Hb)}\right)$$

폐쇄용량(CC)은 총폐용량(TLC)의 방정식

$$CV=\left(\frac{CV}{VC}\right)\times 100 \qquad CC=\left(\frac{CV}{TLC}\right)\times 100$$

운동검사 방정식

예측 최대 심박동률 = 220 − 나이

자전거식 에르코메터

예측 와트량 = (53.76 X FEV_1) − 11.07

산소를 위한 환기 측정

$$\frac{\dot{V}_E}{\dot{V}O_2}=20-30\frac{L}{L}\ \text{휴식 정상}$$

이산화산소를 위한 환기 측정

$$\frac{\dot{V}_E}{\dot{V}CO_2} = 25 - 35\frac{L}{L} \text{ 휴식 정상}$$

대사 측정(METS)

$$METS = \frac{\dot{V}O_2 mL/min}{3.5}$$

산소 펄스(O_2 Pulse)

$$O_2Pulse = \left(\frac{\dot{V}O_2}{HR}\right) \times 1000$$

간접 열량 방정식

$$R = \frac{\dot{V}CO_2}{\dot{V}O_2}$$

Wier 방정식

$$REE = 1.44((3.941 \times \dot{V}CO_2) + (1.106 \times \dot{V}O_2)) - 2.17(UN)$$

혈액가스 방정식

Metabolic Acidosis

음이온 차

$$AG = Na^+ - (Cl + HCO_3^-)$$

Winter 공식

$$PaCO_2 = 1.5(HCO_3^-) + 8\ (\pm 2)$$

델타 차

$$\text{Corrected } HCO_3^- = (HCO_3^-) + (AG - 12)$$

대사성 알칼리혈증

기대치 $PaCO_2$

$$PaCO_2 = 0.9(HCO_3^-) + 9$$

P_AO_2 when F_IO_2 is ≤ 0.60

$$P_AO_2 = F_IO_2(P_B - 47\ mm\ Hg) - \frac{PaCO_2}{0.8}$$

P_AO_2 when F_IO_2 is ≥ 0.60

$$P_AO_2 = F_IO_2(P_B - 47\ mm\ Hg) - PaCO_2$$

폐기능 해석 방정식

정상견적의 하한값

LLN = 예측 수치 − (1.645 x SEE)

예측 보정수치

보정값 = 가스 % (P_B − 47 mm Hg)

문합 방정식

$$P_AO_2 = F_IO_2(P_B - 47\ mm\ Hg) - \frac{PaCO_2}{0.8}$$

$$CcO_2 = (1.34 \times Hb) + (0.003 \times P_AO_2)$$

$$CaO_2 = SaO_2(1.34 \times Hb) + (0.003 \times PaO_2)$$

$$CvO_2 = SvO_2(1.34 \times Hb) + (0.003 \times PvO_2)$$

$$\frac{Qs}{Q_T} = \frac{CcO_2 - CaO_2}{CcO_2 - CvO_2}$$

사강과 일회호흡의 비율(V_D/V_T) 방정식

$$V_D / V_T = \frac{P_aCO_2 - P_ECO_2}{P_aCO_2}$$

찾아보기(Index)

【 ㄱ 】

【 ㄴ 】

【 ㄷ 】

【 ㅁ 】

【 ㅂ 】

【 ㅅ 】

【 ㅇ 】

【 ㅈ 】